LE REMÈDE CONTRE LA CHAMBRE MORTE

PAR D.S.O.

www.dadstartingover.com

Pour qui ce livre est-il ?

Ce livre a été écrit pour les hommes hétérosexuel dans une relation monogame de longue durée qui désire avoir davantage de relations sexuelles.

Oui, je réalise qu'il y a un phénomène grandissant de femmes qui sont frustrées du fait de la morosité de leur vie sexuelle. Désolé mesdames. Ce livre n'est pas pour vous.

Si vous êtes une femme et que votre libido dépasse celle de votre mari/copain, je peux vous faire économiser beaucoup de temps et d'argent et vous donnez quelques solutions rapides :

1.Faites l'essentiel pour avoir l'air jeune et joli. Oui, c'est superficiel et stupide. On parle des HOMMES ici. C'est la raison pour laquelle j'ai mis cela en introduction. Inutile de trop penser. Les hommes sont des créatures visuelles. Regardez simplement la pornographie, les bars de strip-teaseuse, les yeux de votre mari quand une jolie fille passe, etc. Oui, les trucs superficiels ont énormément d'importance.

2. Cessez d'être une conasse contrôlante. Il n'y a rien de moins excitant qu'une femme castratrice qui se plaint sans cesse. Essayez plutôt l'empathie et la douceur. Donnez-lui le contrôle et laissez-le prendre les rênes. Il fera des erreurs. Ce n'est pas si grave. Cessez d'en faire un plat et de le blâmer parce qu'il essaie d'aider et de devenir un homme meilleur.

Le bénéfice que vous obtiendrez en lui laissant le contrôle sera bien plus important que les conséquences de ses petites erreurs.

Détendez-vous. Laissez-vous emporter par la vague. Profitez de la vie. Profitez de votre mari.   Soyez la fille « cool » et sexy.

La soumission et la joie sont attirantes.

Encouragez-le. Je sais qu'il vous emmerde au plus haut point la plupart du temps et que vous avez perdu beaucoup de respect pour lui, mais c'est votre homme et vous voulez baiser, n'est-ce pas ?

3. Est-ce qu'il regarde régulièrement de la pornographie ? Malheureusement, une consommation de pornographie peut être addictive. Ça peut drainer toute son énergie et avoir des impacts profondément négatifs sur son bien-être et son comportement. Vous voulez être différente et sexy ? Regardez-en avec lui. Faites-en une chose coquine que vous faites ensemble. Dites-lui ce que vous aimez. Dites-lui que vous voulez être sa vedette de film pornographique.

4. Aucune des situations mentionnées ci-dessus ne s'applique à votre situation ? Dites-lui de faire vérifier sa testostérone. Oui, sérieusement, ce n'est pas naturel pour un gars de refuser de baiser de façon répétitive. Il devrait en avoir envie fréquemment. Il se passe quelque chose et cela pourrait être simplement ses hormones qui sont déséquilibrées et qui ont besoin d'être recalibrées. Plusieurs femmes ont déclaré avoir eu la sensation de « retrouver leur mari » après qu'il ait débuté une thérapie de remplacement de la testostérone.

Le voici votre remède pour votre chambre morte, mesdames. Si rien de cela ne marche, il est temps d'aller de l'avant. Vous êtes une femme. Vous pourriez avoir un rapport sexuel cet après-midi si vous le vouliez. Sérieusement. C'est un tout autre jeu pour les hommes.

Maintenant, nous vous prions de bien nous laisser. Nous, les hommes, avons besoin de parler de vous dans votre dos. Vous êtes BEAUCOUP plus compliqué que nous et cela prendra un livre entier à décortiquer.

Avant de commencer

On va mettre quelques affaires au clair.

1. Je vais partir du principe que ta femme est en santé. Ça peut sembler évident pour la plupart, mais j'ai entendu plus d'une fois :

« Bien, cela a commencé quand ma femme a été diagnostiquée avec un cancer du sein… »

« Elle fait une dépression et elle a commencé à prendre de nouveaux médicaments. Depuis, elle n'a plus de libido »

« Nous avons eu un bébé il y a un mois. Cela a été une grossesse compliquée. Elle n'a plus. d'intérêt pour le sexe »

Laisse cette pauvre femme tranquille ! C'est un humain. Ce sont de gros obstacles qui bloquent le chemin vers son désir sexuel. Donne-lui du temps et de l'empathie. Soit un partenaire pour elle. Pour le meilleur et pour le pire, tu te souviens ?

2. Je vais partir du principe que TU es en bonne santé. Si tu as des problèmes d'ordre physique qui ont un impact sur ton quotidien (maladie, problèmes hormonaux, problème de santé mentale), ta situation est au-delà de mon champ de compétence. Règle ces problèmes et reviens lire ce livre. Tu as d'autres chats à fouetter.

3. Tu dois laisser de côté tes préjugés sur les causes du

désir sexuel chez ta femme. Ce que tu as fait jusqu'à maintenant n'a pas marché, alors le temps du plan B est venu. Arrête de lire des histoires écrites en ligne par des hommes qui parlent de leur bien trop fréquente femme « avec une faible libido » et « asexuel ». 90 % du temps, ces histoires viennent d'hommes qui ne comprennent simplement pas. Ils ne comprendront jamais. Ne te joins pas à une longue ligné d'homme qui essaient dure comme fer de rejoindre la parade des « PAUVRES VICTIMES SANS DÉFENSE ». Tiens-toi loin d'eux. Leur état d'esprit est toxique.

4. Tu pourrais être offensé par ce que tu vas lire. Certaines choses dans ce livre vont sembler un peu « déplacé ». Cela pourrait même sembler offensant. Sexiste. Primitif. Vieillot. Misogyne.

C'est bon, je comprends. Pour de vrai. J'étais dans tes souliers il y a de cela plusieurs années et j'aurais ri d'un livre comme cela dans le temps. Avec le recul, tout ça est très net.

Tout ce que je peux te dire c'est que ÇA MARCHE. Au diable les émotions… Tu as besoin de solutions. Selon mon expérience, ce que je vais présenter dans ce livre est le meilleur chemin et le plus direct pour que tu aies le sexe dont tu as besoin.

Mon histoire

Je suis le père de trois enfants et j'ai une quarantaine d'années. Je m'occupe de mes enfants 4 jours par semaine.

Je travaille à temps plein (en plus de gérer mon site www.dadstartingover.com), je cuisine, je fais le ménage, je plie le linge, j'aide avec les devoirs, je joue avec eux, je fais la discipline, je fais le taxi et j'agis en guise de conseiller, etc.

J'ai essentiellement joué le rôle de maman et papa depuis plusieurs années.

Ce n'est pas exactement le « fun ». Ce n'est certainement pas facile. Ce n'est pas la vie que j'avais planifié. Pas du tout.

C'est foutrement épuisant.

Avant de devenir papa divorcé extraordinaire, j'ai enduré un mariage de 15 ans qui pourrait être décrit ainsi : des colocataires qui une fois de temps à autre, ont eu des relations sexuelles qui ont eu pour conséquence la naissance d'enfants. Elle était une femme vraiment fertile et j'étais un homme vraiment fertile. Ne laisse pas mes trois enfants te convaincre que le sexe était abondant. Il ne l'était pas. Pas du tout.

Mon ex-femme : « Je ne sais pas pourquoi, je n'ai simplement pas envie de baiser. C'est comme ça. »

Pour faire d'une très longue et douloureuse histoire une

histoire courte, après 15 ans de mariage (et 20 ans en couple) elle a été prise dans une aventure extra-conjugale avec un autre homme. J'ai avec amertume retrouvé TOUS les petits détails salés (merci à la technologie des téléphones cellulaires). J'ai découvert le tout assez tôt, mais ma femme « sans libido » était amplement capable de rassembler assez d'énergie pour avoir TOUT PLEIN de sexe torride durant ce court laps de temps.

Après avoir vu les preuves de son aventure extra-conjugale, j'ai dit ce que tous les hommes dans ma situation disent :

« Elle a fait ÇA avec LUI ? Elle ne voulait jamais faire ÇA avec MOI ?! »

J'ai enduré des années avec presque zéro intimité durant notre mariage. Je pensais que le genre de proximité, affection et sexe torride que je désirais arrivait seulement dans les films. J'avais vraiment tort. Le film porno grandeur nature se produisait bel et bien… mais mon personnage n'avait pas de rôle dans cette scène. Mon rôle consistait à changer les couches et à tondre la pelouse.

Je me suis senti trahi. Je me suis senti comme un pauvre connard dont on avait profité. J'étais blessé, en colère et désemparé. Mon monde entier était sens dessus dessous. Mon passé, ma vie actuelle et mon futur ont tous été remis en question par ce seul horrible geste commis par ma femme.

J'ai fait l'expérience d'une véritable dépression pour la

première fois de ma vie

En repensant à ma tendre enfance, je n'ai jamais vu de réelle romance et de désir chez mes parents. Je n'en ai pas vu chez les amis de mes parents non plus. Plus tard dans ma vie, je n'en ai pas vu chez la plupart de mes amis adultes au sein de leur mariage.

Tout le monde se comportait comme des colocataires avec des enfants. Deux adultes ennuyeux qui subissaient la routine pour faire tourner la machine familiale.

J'en ai déduit que c'est comme cela que les mariages étaient. Ennuyeux, mais nécessaire. C'est quelque chose qui fait partie de la vie, pas vraie ? Nous apprenons que nous devons tempérer nos attentes et être heureux de ce que nous avons. La vie ne doit pas tous les jours être une fête. Parfois, tu dois ENDURER pour le bien commun de la famille et de la communauté.

J'ai ensuite découvert que ma femme VOULAIT ce niveau d'intimité et d'excitation que j'ai toujours voulu. C'est juste qu'elle ne le voulait pas avec moi.

Ouch.

Elle a demandé le divorce juste après que j'aie découvert son infidélité.

Je ne sais pas ce qui m'a pris, mais après un court séjour au fond du gouffre de la dépression, je me suis botté le cul et j'ai remonté la pente comme jamais. Je ne pouvais tout simplement pas laisser cette expérience effroyable me détruire. J'avais trois petits-enfants qui avaient besoin de moi et dont j'étais le havre de normalité. Leur mère agissait de façon très étrange et erratique. Elle passait de moins en moins de temps avec eux au fils des mois et des années.

J'ai appris énormément à mon sujet au fil de ces années post-divorce. J'ai appris qu'avoir une mission me stimulait. Une raison d'être. Je m'épanouis avec des activités et je peux facilement devenir lâche et laisser les tâches familiales et la vie professionnelle devenir une excuse pour ne rien faire. Cette infidélité et ce divorce étaient exactement le coup de pied au derrière dont j'avais besoin pour me sortir de mon oisiveté.

J'ai rapidement appris qu'il y avait UN SACRÉ paquet de gars comme moi. J'ai lu au sujet de ce phénomène et j'ai décidé d'écrire sur le sujet en fin de compte (l'écriture est un de mes vieux passe-temps). C'est thérapeutique.

J'ai créé un site internet : dadstartingover.com. J'ai eu quelques succès. J'ai reçu des courriels. J'ai aidé un gars par-ci par-là avec leurs problèmes. On dirait bien que j'avais mis le doigt sur quelque chose.

Le sujet le plus populaire sur mon site était de très loin ceux qui touchaient à « La chambre morte » et l'infidélité féminine. Les hommes n'avaient tout simplement pas autant de relations sexuelles qu'ils le souhaitaient et ils veulent trouver une solution. Ils ont BESOIN d'une solution… et plusieurs découvrent mon site internet une fois trop tard.

J'ai décidé d'écrire ce livre, pas uniquement pour exploiter un sujet populaire, mais aussi pour aller au fond d'un problème commun qui peut et va devenir quelque chose d'insidieux s'il n'est pas résolu rapidement.

La moitié des mariages se termine en divorce. C'est un chiffre répandu et dont nous sommes tous familiers. C'est encore plus fréquent lors d'un second mariage. Ce que tu ne sais peut-être pas, c'est que les femmes amorcent 70 % des divorces… 80 % si ces femmes sont diplômées de l'enseignement supérieur.

Les femmes, en général, ne sont pas heureuses au sein d'un mariage. La chambre morte en est le reflet.

Oui, je me suis remarié.

Alors, qu'est-ce qui est différent cette fois ? Rien ?

Aaaaah oui, c'est différent, mets-en.

Nos relations sexuelles sont merveilleuses. Nous avons beaucoup d'intimité, nous avons de la romance. Nous nous aimons énormément. Nous sommes, comme vous diriez « énervant ».

C'est ma vie maintenant. Il n'y a pas d'autres choix. Si les relations sexuelles et l'intimité prennent le bord, alors mon engagement aussi et nous ne serons plus mariés.

 Wow, cela sonne vraiment raide et direct, n'est-ce pas ?

Je suis raide et direct parce que je sais que sans intimité physique, il n'y a aucune raison de poursuivre une relation monogame. Aucune. Je peux me trouver un colocataire n'importe où. J'ai des amis. Je peux me faire d'autres amis. Je peux me faire une autre blonde. Je peux avoir des aventures d'un soir. Je l'ai fait. Ce n'est pas ce que je veux de la vie, mais c'est toujours une option.

La logistique, l'amitié et le confort de notre vie ensemble ne changent pas le besoin de faire l'amour. Tu ne m'entendras jamais dire **« *La vie de couple est parfaite… à part le sexe* »**.

Pas de sexe=pas de vie de couple

Ne va pas croire que ce que je dis c'est « Elle a intérêt à
coucher avec moi, sinon ! » Ce que je veux dire, c'est qu'un
manque de vie sexuelle et de romantisme indique un
problème plus grave qui s'étend au-delà de la chambre
à coucher. En tant qu'auteur de ce livre, je sais ce que ça
demande pour « garder l'étincelle vivante » dans ma vie
de couple. Si ma femme prend en compte tout ce que j'ai
à offrir et que sa réponse est « Ouais… fantastique. Tu ne
m'intéresses toujours pas » alors je sais que c'est terminé.

Une absence de vie sexuelle est le signe d'un mariage brisé.

Vous êtes peut-être toujours marié, mais vous n'êtes plus un
couple.

Je cherche quelque chose d'extraordinaire chez la femme
que j'appelle « mon épouse ». Je cherche un véritable
partenaire. Je veux quelqu'un avec qui je peux vivre des
expériences fabuleuses et d'autres moins fabuleuses durant
mes plus ou moins 80 tours en orbite autour du soleil. Une
bonne partie de ma vie tourne autour du sexe. Je ne cacherai
pas ce fait. Je suis un gars après tout. Et j'ai les parties
génitales pour le prouver.

À ce jour, notre intimité est incroyable. J'ai des quantités
incroyables de photo sexy et de vidéo que ma FEMME m'a
envoyé au fil des années. Nous avons un côté secret sexy
et coquin dans nos vies et personne d'autre ne le sait. Pour
eux, nous ne sommes qu'un couple vraiment amoureux qui
se cajole sans arrêt.

Je n'ai plus BESOIN de pornographie. En fait, parfois, on en regarde ensemble. Elle aime faire ces choses « cochonnes » ensemble. Cela pimente notre quotidien et ça nous permet de rester connectés.

Lors de mon premier mariage, je consommais fréquemment de la pornographie si vous voyez ce que je veux dire. Dans mon mariage actuel, la pornographie n'est pas un mécanisme de compensation pour ma vie sexuelle, mais plutôt un outil sexy que nous utilisons tous les deux. Elle adore faire ces choses coquines ensemble en tant que couple. Cela fait partie du côté secret, amusant et sexy de notre vie de couple qui nous gardent liés un à l'autre.

Elle a un corps pour lequel la plupart des femmes de son âge seraient prêtes à tuer pour en avoir un semblable. Elle a une belle silhouette naturelle, mais elle travaille très fort pour la conserver. Je lui fais savoir à quel point elle est sexy en la baisant comme s'il n'y avait pas de lendemain, en la cajolant pendant des heures et en la couvrant de compliments et d'affection.

Nous sommes dans une bataille constante pour nous garder en forme l'un l'autre. Oui, parfois la vie se met en travers du chemin et l'on devient moins sexy de temps à autre. Je peux prendre 10 livres simplement en regardant un gâteau. Dans ce cas, elle fait plus de yoga et de cardio, m'envoie une belle photo sexy, je bave pendant des heures… et le lendemain, je vais au gym avec un peu plus d'intensité et je coupe les féculents.

C'est sain et normal.

Et l'argent dans tout cela ? Ma femme à son propre argent.
Bien plus que moi, en vrai. Elle a une carrière fabuleuse.
Elle n'a pas besoin de moi pour payer les factures ou pour
lui acheter cette belle sacoche qu'elle veut tant. Elle a besoin
de moi pour l'aspect physique/émotif de l'intimité et de
l'amour. Je ne suis pas le fournisseur d'un chèque de paie. Je
fournis d'une autre façon.

Je suis son monument. Je suis son partenaire. Je suis son
Homme.

 Je dois continuer à travailler fort. Je dois mériter cette
qualité de ma vie de couple. Tout cela peut disparaître du
jour au lendemain. Je n'ai pas envie de signer une nouvelle
fois des papiers de divorce en me demandant « ET si...? »

Ce n'est pas facile et c'est ainsi que ça devrait être.

Je suis fou de cette femme. Ça ne change rien à mes
propres besoins. Mon amour et ma dévotion ne sont pas
inconditionnels.

Pour moi, une chambre morte= un mariage mort.

Je ne vivrai plus jamais cela.

Chapitre 1
Qu'est-ce qu'une chambre morte ?

« En dépit de mes 30 ans de recherche sur la psyché féminins, je n'ai pas encore été capable de répondre... à la grande question qui n'a jamais eu de réponse : que veulent les femmes ? »

Sigmund Freud

La « chambre morte » est exactement ce que cela semble être : **Une vie de couple monogame avec peu ou pas de relation sexuelle entre les deux partenaires.**

Pour le bien du livre et du public cible, nous nous devons de préserver le stéréotype du mari à la libido excessive et de sa femme froide et désintéressée.

C'est un cliché culturel bien connu depuis très, très longtemps.

« Le mariage, c'est comme la prison, sans le sexe » — Anonyme

« Le sexe, quand on est marié, c'est comme être éveillé durant sa propre autopsie. C'est comme un traitement de canal sans anesthésiant » — Al Goldstein

« Je ne connais rien au sexe parce que j'ai toujours été mariée » — Zsa Zsa Gabor

« Le sexe est la plus belle chose qui peut se produire entre un homme marié heureux et sa secrétaire » — Barry Humphries

Ces stéréotypes ne sont pas tombés du ciel. La chambre morte existe, plus qu'on ne le croit.

Tu as vu cette dynamique se dérouler encore et encore à la télévision et au cinéma. Tu l'as vue chez tes amies dans leur vie de couple. Tu l'as probablement vue chez tes parents.

Tu repenses à ton enfance et tu te rappelles quand tu étais un petit garçon, assis à la table à l'Action de grâce. Ton père coupait la dinde et il a dit quelque chose à propos de la « grosse poitrine » en regardant ta mère avec un sourire et en lui faisant un clin d'œil. Tu ne savais pas trop ce qui se passait, mais son attitude t'a fait rire et sourire.

Et là… ta mère à changer de ton instantanément. Elle l'a regardé fâcher et a dit « Sérieusement » en soupirant de frustration et en se bourrant la face. Ton père ne l'a pas bien pris. Il a boudé le reste de la journée et il a ignoré tout le monde en regardant le football.

La négativité était palpable dans la maison.

Un bond dans le futur dans ta vie de couple avec ta femme. Tu rentres à la maison après une longue journée au bureau. Le trajet était vraiment chiant et tu as juste envie de t'évacher et de relaxer… mais tu ne peux pas. Tu dois t'occuper des enfants, aidez avec le souper, sortir les vidanges, répondre à quelques courriels de travail, aidez ton fils avec ses devoirs, jouer à servir le thé avec ta fille et mettre tout le monde au lit. Finalement, après que tu as lu 3 histoires, ton boulot est fait et il est temps de relaxer.

Tu t'installes dans le lit à côté de ta femme. Elle porte des pantalons en coton ouaté et un t-shirt avec des tâches. Pas très sexy, mais t'es un gars et ça fait un bout de temps depuis ta dernière décompression sexuelle (à part ta séance de pornographie/masturbation habituelle). Tu fais ton grognement sexy habituel que tu trouves drôle et tu lui jettes un regard étrange en souriant, tu mets tes mains sur sa poitrine.

Elle prend immédiatement tes mains et les repousse.

« Sérieusement ? Tu ne pourrais pas me laisser tranquille juste pour une fois. »

Elle se tourne et éteint la lumière…

Tu serais en colère ou perplexe si c'était nouveau. Au lieu de cela, tu es simplement triste. C'est normal désormais et c'est ainsi qu'il en va de ton mariage depuis un bon bout de temps.

Elle dit **« Laisse-moi tranquille pour une fois »**, mais votre dernier moment d'intimité remonte à deux mois.

Elle détient la clé de ta vie sexuelle et la porte est barrée. Cela fait trop longtemps qu'elle est barrée.

En tant que fils, mari et père, le message est clair :

L'Homme est un sac de testostérone incontrôlable et pervers qui doit être remis à sa place.

Son énergie doit être redirigée vers des tâches plus importantes, comme subvenir aux besoins de sa famille, aider aux tâches ménagères, et laissez à sa femme le repos dont elle a tant besoin. S'il ne la laisse pas tranquille, il doit payer.

La femme est froide, mégère et une présence dominatrice
dans la maison. Elle maintient les choses dans le droit
chemin et doit mettre de côté les tentatives de réintroduire
la sexualité dans leur monde. « *__Non ! Vilain chien !__* » Quand
papa s'éloigne du chemin qu'elle lui a assigné, il doit être
puni et rappelé à son rôle primaire de pourvoyeur. Maman
n'hésitera pas à lui dire ou faire des choses pour l'émasculer
et le faire se sentir comme un pervers pour avoir introduit
la sexualité dans leur vie de couple. Ce n'est pas pour le
blesser. C'est pour qu'il cesse ces comportements énervants
et inappropriés.

En conséquence, papa va se comporter comme un bébé
pour un certain temps. Il s'en remettra et ensuite le
processus recommencera. Désolé, essayer de nouveau. Cela
semble familier ?

Peut-être que votre situation n'est pas SI terrible, mais TU
es en train de lire ce livre en ce moment et cela veux dire
qu'une chose est sûre : Tu n'es pas satisfait de ta vie sexuelle.
Cela DOIT changer et le plus tôt sera le mieux.

Tu n'es pas seul.

Sur mon site internet **dadstartingover.com**, j'ai écrit des douzaines d'articles sur une variété de sujets en lien avec l'amélioration de la vie de couple. De loin, les sujets les plus populaires sont la chambre morte et l'infidélité féminine. Il en va de même pour mes podcasts. Tous les épisodes liés à « la chambre morte » sont loin devant tous les autres.

Sur le populaire site www.talkaboutmarriage.com, les deux sujets les plus actifs sont « **Le sexe et le mariage** » et « **vivre avec l'infidélité** »

Sur le très populaire site Reddit.com, le forum de la chambre morte (subreddit) a plus de 250 000 abonnées.

Les gens semblent avoir des problèmes avec le sexe et le mariage. Ce n'est pas surprenant, n'est-ce pas ? Le mariage traditionnel va à l'encontre de notre nature animale de base. Le mariage dit aux hommes « *Tu sais ces envies que tu as de baisé chaque belle fille que tu vois non ? Arrête cela. Voilà une femme pour le restant de tes jours. Tu vas l'aimer et la désirer, mais cela se pourrait qu'elle ne veuille pas faire l'amour avec toi… et il n'y a pas grand-chose que tu puisses faire. Alors… amuse-toi bien !* »

Et en même temps, le mariage dit aux femmes « *Je sais que tu rêvais de trouver un bon gars pour t'établir et faire des enfants. Bonne chance avec cela ! Tu n'es pas digne de « mériter » un tel homme, voici un pauvre connard ennuyeux qui est à peu près aussi loin de ton idéal d'amoureux que possible. Mais… ne t'inquiète pas. Il va subvenir à tes besoins et à ceux de tes enfants et il va t'aimer énormément. La bonne nouvelle c'est que tu n'es pas obligé de faire l'amour avec lui. Il va néanmoins prendre soin de toi.. Tu vas probablement finir par le détester. Amuse-toi !»*

Rien ne dit que le mariage devrait prendre cette tournure… mais c'est pourtant ce qui se passe bien trop souvent.

La vraie cause de ton problème ?

La vérité qui fait chier : Ta femme n'est pas attirée par toi.

Si elle l'était, tu le saurais. Tu ne serais pas en train de googler *« Mon épouse ne veut pas de sexe »* à minuit pendant qu'elle ronfle à côté de toi dans le lit. Au lieu de cela, tu serais couvert de sueur avec un sourire sur ton visage.

Au lieu de te demander *« Pourquoi suis-je dans une chambre morte ? », tu devrais te demander, « Pourquoi ma femme n'est-elle plus attirée sexuellement par moi ? »* C'est à ce moment que tu réalises la cause véritable de ton problème.

La chambre morte est fort probablement le résultat d'une série d'actions négative ou d'inaction de ta part en tant qu'homme. Cet homme s'est retrouvé devant tous les obstacles typiques qui se mettent en travers d'une vie sexuelle (les enfants, le stress, le manque de temps, l'habitude, une femme qui s'ennuie) et il n'a pas réagi de la bonne façon. Ces actions ou ces inactions, au fils des années, n'ont jamais actionné les leviers nécessaires au déclenchement de la libido de sa femme (particulièrement après la naissance des enfants).

Tu as fait X et tu as obtenu Y en retour. C'est aussi simple que ça.

Et ouais, je viens de placer l'entière responsabilité
de la situation sur tes épaules. C'est un peu chiant et
présomptueux de ma part, pas vrai ? Oui, ça l'est. Ceci dit,
j'ai de bonnes raisons d'en être arrivé à cette conclusion.

J'ai entendu au moins 10 000 histoires de chambre morte
racontée par des hommes, et après autant d'aller-retour,
d'introspection et de réflexion honnête, ils en arrivaient
toujours à la même conclusion : **ils avaient royalement
foiré quelque part en cours de route.** Soit ils s'étaient mis
en couple avec la PIRE des partenaires (plusieurs hommes
à qui je parle ont subi des abus émotionnels et physiques de
la part de leur femme) soit ils ont marié une partenaire de
qualité qui a naturellement répondu aux erreurs de son mari
de la façon la plus prévisible : **elle a perdu son désir pour
lui.**

Ta situation pourrait être différente de celle de tout le
monde. J'en doute sincèrement.

La bonne nouvelle c'est que si TU es la cause, TU peux probablement réparer le tout.

Tu es un mec. Tu aimes réparer des trucs, pas vrais ? C'est pourquoi tu lis ce livre. Tu veux savoir quelle partie de la machine de ta vie de couple est brisée et a fait en sorte qu'elle a cessé de fonctionner en répandant tout plein d'huile sur le plancher du garage.

Ne te méprends pas, ta vie de couple est brisée. Le sexe n'est pas qu'un seul petit aspect d'une vie de couple autrement fantastique (comme plusieurs femmes avec « peu de libido » vont te le dire »). C'est la partie la plus importante.

Sans sexe, vous n'êtes que des colocataires.

Sans sexe, tu ne réponds pas à tes besoins humains de base.

Sans sexe, tu feras l'expérience d'une série d'événements qui mènera inévitablement à une version moindre de toi et qui aboutira à la fin de ton mariage.

Si ta vie de couple n'est pas entretenue de façon appropriée, elle se brisera. Si tu y mets la mauvaise sorte d'huile, le moteur va s'arrêter. Tu vas être laissé sur le bord de la route, te grattant la tête en te demandant quoi faire maintenant.

Malheureusement, les relations de couples ne viennent pas avec un manuel d'utilisateur. Nous avons reçu une tonne de livres à l'école, mais aucun d'entre eux ne s'intitulait *« Comment être le genre de mec que sa femme va vouloir baiser pour plusieurs années ».*

Pour certaines raisons encore mal élucidées, les hommes ont réellement l'air de se comporter comme si ce livre de règles EXISTAIT réellement.

Ce livre mystérieux est rempli de parcelle de sagesse qui est censée enflammer la libido tel que :

1.Lui offrir des cadeaux. Des fleurs, du chocolat, un massage, faire en sorte qu'elle se sente appréciée.

2. Faire plus de tâches ménagères. Ôter le stress de sa vie quotidienne.

3. Femme heureuse, vie heureuse ! Être plus agréable. Moins de drame et moins de stress sont de bonnes choses.

4. Faire semblant qu'il n'y a aucune autre femelle qui existe dans ce monde. Se concentrer entièrement sur ta femme. Tempérer tes ardeurs sexuelles.

5. Lui parler. Faire en sorte qu'elle comprenne le problème et qu'elle voie les choses de ton point de vue. Évoquer son côté rationnel. S'ouvrir émotionnellement à elle.

En théorie, tout cela semble merveilleux. Tu es plus généreux, tu prends soin de la maison, tu es plus agréable, tu es plus ouvert sur tes sentiments et tu es plus dévoué. Qu'est-ce qu'on peut vouloir de plus ?

Ce qui est drôle est que chacun de ces comportements est exactement l'opposé de ce qu'un homme devrait faire quand la vie sexuelle prend le large. En fait, ils sont la continuation et même l'amplificateur de ce qui a causé ta chambre morte en premier lieu.

C'est vrai, si nous voulons regarder les CAUSES de ta chambre morte, nous devons regarder ce que font typiquement les hommes pour essayer de la réparer. C'est la même putain de choses.

C'est tellement ironique.

Regardons chacune de ces cinq solutions que les hommes essaient encore et encore. Décortiquons chacune d'entre elles pour comprendre pourquoi ils échouent misérablement… et pourquoi ils continuent d'essayer quoiqu'il arrive.

Chapitre 2
Les erreurs fréquentes

"Pour que les choses se révèlent à nous, nous devons être prêts à abandonner notre vision de celles-ci."

Thich Nhat Hanh

Erreur no.1 : Faire des cadeaux

Nous connaissons le stéréotype ancestral du garçon nerveux qui se présente à son premier rendez-vous avec des fleurs. Peut-être qu'il a décidé de tenter le tout pour le tout et qu'il a ajouté une boîte de chocolats. Les chocolats peuvent être réservés pour la Saint-Valentin, mais il fera en sorte de lui acheter plein de cadeaux pour leur premier rendez-vous. Il va lui payer un verre, un dîner. Peut-être même un ourson en peluche. « Awww ! » qu'elle lui dira tout au long de la soirée.

Que dit-il avec tous ces cadeaux ?

« OK, voici ce qui va se passer. Tu restes assis ici et tu parais bien et je vais te payer des trucs. C'est un bon plan ? Non, je n'attends rien de toi. Tu n'as pas à faire tes preuves. Ton vagin et la possibilité qu'un jour je puisse être à l'intérieur de celui-ci sont plus qu'assez pour moi. D'ailleurs, laisse-moi t'acheter un autre truc pour que tu n'oublies pas à quel point je suis un chic type ».

Si pour quelques raisons, les fleurs et les cadeaux constants finissent par en faire sa copine, alors le conditionnement va prendre racine dans la tête de l'homme.

Donner des cadeaux = Obtenir l'affection des femmes.

Et s'il n'avait PAS acheté toutes ces choses dès le départ ? Et s'il s'attendait qu'elle fasse sa part pour tout ou que Dieu lui pardonne, elle paie son propre repas ? Irait-elle à un deuxième rendez-vous pour finir par l'épouser ? Non, probablement pas. Elle lui dirait la même chose. Elle aime qu'il soit si généreux. Cela la fait sentir spécial.

Alors, qu'est-ce que cela vous dit ?

Il a acheté son affection.

Est-ce que c'est de bon augure pour une relation amoureuse à long terme ? Peut-être… Peut-être pas. Peut-être que tu t'es convaincu que ta femme a MÉRITÉ ces cadeaux réguliers. Même si elle ne semble pas avoir d'attirance envers toi et qu'elle te traite comme une nuisance, C'EST ta femme. Cela, en soi, mérite bien des louanges, pas vraies ?

Soyons honnêtes. Tu récompenses ta femme simplement parce que c'est la femelle du couple. Si l'on examine un peu plus, c'est une subtile forme de sexisme. Tu la places bien haut sur un piédestal juste parce qu'elle a des seins et une chatte.

Tu es en train d'être malaisant.

Voici la trame pathétique derrière tous ces cadeaux :

« Je n'obtiens pas beaucoup côté sexe… et l'on sait tous les deux que tu ne m'aimes pas tant que cela… alors je dois te donner des pots-de-vin pour te garder dans ma vie. Je vais me contenter des miettes que je vais avoir. S'il te plaît, reste ».

Devine quoi ? Elle est parfaitement au courant de la dynamique à l'œuvre. Elle sait qu'elle te tient par les couilles et elle traînera cette relation aussi longtemps qu'elle le peut, afin d'extraire de toi le plus de ressources possibles.

Ce n'est pas méchant. C'est la nature humaine.

Les jeunes filles font faire leur devoir et vont se faire déposer au centre commercial gratuitement. Les femmes se font offrir des fleurs, des repas, des verres, une épaule pour pleurer et plus tard… Un mari adorable.

Qu'est-ce que les hommes n'obtiennent pas en retour ? Des relations sexuelles satisfaisantes.

Plus spécifiquement, ils n'obtiennent pas une femme qui les trouve sexuellement attirants. En fin de compte, ça ne marche jamais. Jamais.

Ce que tous ces cadeaux font, c'est de te mettre automatiquement dans le rôle du « Pourvoyeur ».

Le Pourvoyeur est toujours prêt à donner ses ressources : temps, argent et engagement. Il le fait par un besoin inné de mâle de faire en sorte que sa tribu soit en sécurité et à l'abri… et par le mince espoir qu'une jolie jeune dame veuille bien coucher avec lui. C'est un comportement extrêmement DÉPENDANT.

Le Pourvoyeur voit ses dons constants comme un trait de personnalité positif qui le place au-dessus de ceux qui sont dans la catégorie de « L'amant » superficielle (je vais expliquer davantage la dynamique Pourvoyeur/Amant plus tard). Il ne va JAMAIS admettre que toutes ces bonnes actions ne sont pas 100 % altruistes. Il fait son devoir d'homme après tout. C'est ce qu'on attend de lui.

S'il était honnête, il admettrait qu'il a donné et donné dans le but d'obtenir quelque chose en retour.

La vérité, c'est qu'il veut simplement avoir de l'amour et de l'affection et les cadeaux étaient sa façon d'essayer de mériter ces récompenses. Quand ça ne fonctionne pas, il se fâche. Quand il va ruminer ses problèmes de couple aux autres, la première chose qu'il fera, c'est de faire le décompte des cadeaux qu'il lui a donné.

« Mais… Je lui ai acheté des fleurs la semaine passée ! »
« Mais… Je lui ai acheté un bracelet le mois passé ! »
« Mais… J'ai payé pour le nettoyage de la maison qu'elle voulait ! »

Le message de l'homme est clair : « Je suis vraiment un garçon dépendant. J'ai BESOIN de ma femme et de son affection. Le marché entre nous est que je fais des choses gentilles pour elle et elle est CENSÉE me récompenser en couchant avec moi. »

À l'insu du mari, qu'est-ce que ces dons envoient comme message à sa femme inconsciemment ?

« Être une femme froide et désintéressée fait en sorte que

mon mari prend des initiatives et m'achète des trucs que je veux. Oui, c'est pitoyable et j'ai perdu mon respect pour lui depuis des années, mais au moins, j'ai des trucs gratuits. J'aime les trucs. Je ferais mieux de continuer à le traiter comme de la merde. Ça marche ».

Psyché humaine 101 : **Récompense certains comportements et tu l'observeras encore davantage.**

Tout est dans le conditionnement. Comme pour le chien de Pavlov… nous sommes des animaux facilement conditionnés.

Le mari est conditionné à croire, depuis son jeune âge, qu'offrir des cadeaux lui amènera la relation de couple romantique qu'il désire. Cela se prolonge à l'âge adulte et devient une stratégie désuète pour « arranger » les choses lorsqu'elles se mettent à mal tourner.

C'est absolument une situation perdante.

Donner quelque chose devrait toujours venir d'un sentiment honnête sans arrière-pensée. Cela devrait être pour récompenser quelqu'un pour son bon comportement. Tu ne devrais jamais attendre quoi que ce soit en retour. Tu le fais parce que tu aimes et apprécies ta partenaire… Pas parce que tu veux te faire sucer la bite plus souvent.

Aimes-tu et es-tu vraiment reconnaissant quand ta femme t'émascule et te culpabilise parce que tu la désires encore après toutes ces années ?

Non. Alors pourquoi la récompenses-tu ? Parce que tu veux la faire changer d'attitude.

En faisant des cadeaux, tu renforces simplement ton rôle de Pourvoyeur d'une manière inefficace. Tes cadeaux ne sont pas authentiques. Elle le sait instinctivement.

Tu es manipulateur. Tu es malaisant. Tu es dépendant. Tu es pathétique.

Pourvoyeur = Confort et sécurité. Le confort n'égale pas nécessairement l'attraction sexuelle (ce point est décrit de manière plus détaillée plus loin).

Pourvoyeur avec un motif ultérieur = malaisant et dépendant. Menaçant et dépendant = dégoût.

Tu ne peux pas gagner ce jeu. Arrête ça.

Erreur no.2 : Faire plus de tâches ménagères

Il n'y a absolument rien d'extraordinaire dans le fait de faire des tâches ménagères. Elles doivent être faites. Le fait d'avoir un pénis ne te donne pas une carte « exemption de corvées », comme plusieurs hommes le croient. Si l'évier est plein de vaisselles sales, tu les mets dans le lave-vaisselle. Si les poubelles sont pleines, tu les sors. Tu fais le lit, ce n'est pas compliqué. Ce n'est pas difficile. Contrairement à la croyance populaire, faire des tâches ménagères, ce n'est pas difficile. C'est chiant, mais ce n'est pas difficile. Construire un pont ou forer du pétrole, ça, c'est difficile. Tirer un drap sur un matelas est quelque chose que ta grand-mère de 70 ans peut faire.

Alors, pourquoi est-ce que j'écris que faire plus de tâches ménagères est une « erreur » puisque je suis catégorique sur le fait qu'il faille les accomplir ? En fait, le problème vient de toi qui fait ces tâches nécessaires et qui après, va fièrement rapporter tes exploits à maman… oups… ta femme.

« Chérie, j'ai rangé la vaisselle pour toi !! »

Eh bien, putain, mes félicitations, mon garçon. Bienvenue à l'âge adulte. Veux-tu un biscuit ?

Non, tu veux de l'amour et de l'affection. C'est évident.

C'est un comportement extrêmement dépendant. Il n'y a rien de mieux pour tuer la libido.

Diriger une maisonnée demande du travail. Tout ce travail n'est pas viril ou intellectuellement stimulant. Certaines de ces tâches sont aussi simples que nettoyer la litière du chat ou plier le linge. Si tu vois que cela a besoin d'être fait et que tu as le temps de le faire, tu le fais. Ça s'appelle être un adulte. C'est que l'on fait tous.

En allant te vanter de le faire avec une récompense futur en tête, tu t'abaisses à un niveau de sous-adulte. Mon plus jeune fils adorait me montrer comment il avait nettoyé son bordel (il empirait les choses en fait). Il voulait m'impressionner et me montrer qu'il était un grand garçon maintenant. Il avait besoin de mon approbation.

C'est précisément ce que tu fais. Tu ne baises pas parce que tu essaies de convertir tes tâches ménagères en approbation venant de ta femme.

Tu agis comme un enfant. Tu es très dépendant.

Ta femme ne veut pas baiser un enfant dépendant. Elle veut un homme.

Elle veut le genre de mec qui fait ces tâches emmerdantes et qui prennent du temps et qui n'en parle jamais.

Elle veut un scénario comme celui-ci :

Elle : « Attends... as-tu réparé la lampe, plié le linge ET nettoyé la tache sur le tapis ? »

Toi : « Ummm… ouais ? »

Elle : « Quand as-tu trouvé le temps pour faire ça ? »

Toi : « Je ne sais pas trop… hier soir, je pense. »

Elle : « Merci chérie !! Je viens de remarquer. C'est vraiment chouette. »

Toi : « Ça n'a rien d'exceptionnel ma jolie. »

Est-ce que ça sonne comme un échange positif ? Est-ce que ça sonne comme ce que ferait un HOMME adulte ? Évidemment. Il a juste accompli la tâche et il ne l'a jamais mentionné. Cela devait être fait. Il se fout complètement de savoir si elle est contente ou non. Ce n'est pas le but d'une tâche. Le but de ces tâches était de résoudre le problème de la putain de lampe qui clignote, de cette énorme pile de linge et cette tache de yogourt sur le tapis qui fait chier.

Il y avait des problèmes. Il les a arrangés. Simple comme bonjour. Pas d'histoire. Certainement pas quelque chose que tu fais pour mériter une baise ou l'attention de ta femme

Pourquoi autant d'hommes se replient-ils sur le fait de faire davantage de tâches ménagères pour essayer de réanimer la libido de leur femme ?

Les hommes sont des réparateurs.

La vie sexuelle est cassée ? Et bien alors, allons réparer ce gros trou dans la coque du bateau de ma vie sexuelle pour qu'il flotte à nouveau !

Étape un : ÉCOUTE la femme pour savoir la marche à suivre. Est-ce qu'elle se plaint ? Bien, oui. Évidemment. C'est une femme. Si elle respire, elle se plaint.

De quoi se plaint-elle le plus exactement ?

Elle est vraiment FATIGUÉE. Cela semble être le thème général de son existence au quotidien. Elle est constamment claquée. Elle est submergée jusqu'au cou. Les enfants. Le boulot. La maison.

Elle va généralement pointer du doigt cette fatigue extrême comme étant la cause principale de son manque de libido.

Et bien, tu ne peux pas te débarrasser des enfants et tu ne peux pas faciliter sa vie au travail… mais tu PEUX faire plus de tâches ménagères pour elle ! C'est ça, alors. C'est ta nouvelle stratégie de réparateur. Oui, c'est génial.

Quand elle va revenir à la maison, tu vas lui montrer que tu as fait la vaisselle, plier le linge et nettoyer la litière du chat. Elle va sauter de joie, s'évanouir dans tes bras et promptement déchirer ses vêtements et redécouvrir sa libido qui avait disparu depuis si longtemps… pas vrai ?!

Ouais, non. Ça ne marche pas comme ça.

Tu vois… encore… tu fais les choses simplement pour

obtenir quelque chose en retour. Tu peux essayer de te convaincre que tu le fais parce que tu es un bon partenaire, mais on sait tous les deux que c'est de la merde.

Si ta femme t'invitait à t'asseoir et te disait : « ***Chérie… écoute, peu importe ce que tu vas dire ou faire, on ne baisera plus. Jamais. JAMAIS.*** » Tu irais te camper dans ton garage pour bouder toute la journée. Les corvées seraient loin au fond de ton esprit.

Tu fais des choses pour obtenir l'approbation de maman. C'est évident. C'est dépendant. C'est faible.

Les corvées, c'est comme aller chier. Ce n'est pas le truc le plus sexy et merveilleux à faire au monde… mais tu le fais de toute façon. Ça doit être fait.

Tu te balances de ce qu'elle pense. Le contraire serait étrange.

Tu le fais, point final.

Tu es un grand garçon. Le temps des récompenses est révolu depuis des décennies.

Erreur no.3 : Femme heureuse, vie heureuse

Wow, si j'avais gagné un dollar pour chaque fois que j'ai entendu cette phrase stupide.

En fait, j'ai un souvenir récent qui m'implique mon fils, ma femme, moi-même et un quelconque vendeur de chaussures.

Mon fils aîné avait besoin de chaussures (il avait 10 ans à l'époque). Nous avions un événement qui approchait à grands pas, quelque chose de chic, mais pas trop. Il était devenu trop grand pour tout ce qu'il avait à la maison (comme c'est semblent-ils, toujours le cas des enfants)… alors nous sommes allés au centre commercial !

Nous sommes allés chez Macy's et avons décidé de nous séparer. Ma femme est allée regarder quelques robes et mon fils et moi sommes allés dans le rayon des souliers. Nous essayons quelques paires et en trouvons une que nous aimons tous les deux, mais je n'étais pas sûr et je voulais l'avis de ma femme.

Il serait bon de mentionner que je suis daltonien. Parfois, je n'arrive pas à voir qu'un agencement de couleur ferait rire tous les autres aux éclats. Je ne sais honnêtement pas si ces souliers vont bien aller avec la tenue que nous lui avions déjà achetée.

En plus, je ne peux pas faire confiance à mon fils pour choisir une couleur parce que, bien, il avait 10 ans à l'époque… et cela signifie qu'il avait le sens de l'esthétique d'un homme fou et cocaïnomane.

Ma femme prend finalement ses robes et vient nous rejoindre dans le rayon des souliers. Nous lui montrons une paire que nous aimions tous les deux. Elle les aimait aussi, mais… ne pensais pas qu'il irait bien avec la tenue que nous avions achetée. Les lacets étaient trop pétants. Dans l'ensemble, les chaussures ressemblaient trop à des espadrilles selon elle. Le style limitait trop le genre de vêtement qu'il pourrait porter avec ceux-ci. Nous continuons à regarder.

Nous marchons vers un autre magasin de soulier et ma femme prend une paire sur l'étagère. « *Voilà, ceux-là sont vraiment mieux.* » Mon fils et moi regardons les souliers et, disons en même temps, « *Ils sont EXACTEMENT comme l'autre paire !* »

Elle fait remarquer que non, ils ne sont pas EXACTEMENT comme l'autre paire. Ceux-là on des lacets plus traditionnels et non ces drôles de lacets qu'ils y avaient sur l'autre paire. Dans l'ensemble, ils sont de style plus classique. Ils ont l'air un peu plus classiques et s'accorderont donc facilement avec plus de vêtements.

À peine 10 secondes plus tard, le gérant du magasin de soulier dit haut et fort en nous regardant, « Mec, laisse-moi te donner un conseil ! FEMME HEUREUSE, VIE

HEUREUSE !! »

Le message :

« Nooon ! N'entre pas en conflit avec une femme ! Laisse-la gagner ! Vie un autre jour mon pauvre homme ! »

Pathétique. Après un échange très normal entre ma femme et moi, ce quelconque employé de magasin de soulier était prêt à capituler pour moi. Il était si troublé par la vue d'un homme en désaccord avec une femme, qu'il se sentait obligé de venir à ma rescousse. Je l'imagine me prendre par la main et me regarder intensément dans les yeux, comme un vieux sage disant au héros d'un film de ne pas aller se battre contre la méchante méduse. *« Oh… toi, mon pauvre, pauvre homme. Ne réalises-tu pas le mal auquel tu fais face ? Je t'en supplie… pour ton propre bien, reviens d'où tu es venu. Tu n'es pas prêt pour cette bataille. »*

Diable, qu'est-il arrivé aux hommes ? Pourquoi sommes-nous si rebutés par les conflits ? Pourquoi sommes-nous autant effrayés par les femmes ? C'est ce que nous disons, pas vrai… que nous avons une peur légitime de celle-ci ?

Nous avons si peur des femmes que plusieurs d'entre nous n'osent rien dire quand ils sont en désaccord. Nous laissons la colère et le ressentiment nous pourrir de l'intérieur et se transformer en cancer et en maladie cardiaque parce que… nous ne voulons pas faire une scène ? Parce que nous ne voulons pas qu'elle soit fâchée ?

Sérieusement ? « *Oui chérie.* » Un autre stéréotype commun de la vie de couple. L'homme résigné. Le visage bas. Les épaules rentrées. Une attitude qui dit, « ***Je m'en fous. Fais ce que tu veux. Arrête de faire chier OK ? S'il te plaît ?*** »

C'est la défaite. C'est la passivité. C'est pathétique. Cela éteint la libido À COUP SÛR.

Tu crois que tu fais l'adulte en gardant les eaux calmes. Tu ne veux pas agiter le bateau pour rien. Ta femme est beaucoup plus émotionnelle que toi et tu ne veux pas compromettre le calme actuel. La moindre chose peut la perturber. Tu as appris ceci au fil des années. Quand elle s'emporte, c'est tout un spectacle. C'est laid, énervant, ça apporte un gros paquet d'anxiété et ça t'amène à t'interroger sur ta vie de couple. Tu préfères ne pas aller dans ces eaux-là, pas si tu y peux quelque chose.

Tu veux simplement être heureux et serein.

« Soupir..D'accord chérie. »

Qu'est-ce qu'elle pense de ta réaction ? C'est sûr, elle sera contente au début. Elle a ce qu'elle veut. Elle est enchantée. Comme un petit enfant, elle va dire « Yaaaay! » en sautant partout pour un bout de temps.

Au bout d'un certain temps, n'en faire qu'à sa tête deviendra la norme. L'effet de nouveauté n'est plus là. Bientôt, elle ne te demandera même plus ton opinion sur rien. Elle fera simplement ce qu'elle veut. Elle sait que tu ne t'y opposeras pas de toute façon, alors pourquoi prolonger l'inévitable.

Mais plus important encore, un truc majeur se produit :

Elle perd le respect qu'elle a pour toi.

Si elle ne te respecte pas, elle ne te baise pas.

Quand tu essaies d'éviter le drame, ce que tu essaies d'éviter en fait, c'est ta propre anxiété. Elle te fait sentir mal. Ton état émotionnel ne devrait pas être aussi fragile et pliant. Tu fais tes trucs et tu la laisses vivre ses émotions. Si ces émotions dépassent les bornes et qu'elle te manque de respect, tu lui fais savoir,

« Tu es en train d'être chiante. Arrête. Maintenant. »

Crois-le ou non, elle veut qu'on lui dise NON de temps à autre. Parfois, elle veut vraiment qu'on lui dise de s'asseoir, de se taire et d'arrêter de se comporter comme une enfant gâtée.

Tu es un mec. Tu es censé être son roc. Tu es censé être fiable. Parfois, ça veut dire de ne pas fuir la confrontation et de faire avec toute cette merde. Parfois, cette merde vient de ta propre femme.

Faire le contraire engendre un sentiment de manque de respect, d'incertitude et de dédain de sa part. Ce n'est PAS bon pour la libido féminine.

« Alors, attends… elle n'aime pas quand je me soumets et que je dis « Oui chérie » pour la 500e fois, mais elle va aussi me faire chier grave si elle n'a pas ce qu'elle veut. Sérieusement ? Pourquoi ferait-elle cela ? Je ne peux pas gagner ! »

— Tous les hommes ayant vécu.

Pour essayer d'expliquer, plusieurs hommes en sont arrivés à la conclusion que ce type de « mauvais » comportement est une sorte de test. Vous allez souvent entendre « Test de virilité ou Test d'aptitude ». Le but est de lancer un peu de négatif et ensuite de s'asseoir et d'observer comment vous gérez. Une façon détournée de dire :

« Montre-moi ce que tu as dans le ventre mon gaillard »

Elle teste tes limites. Elle veut savoir de quoi tu es fait RÉELLEMENT.

J'ai même entendu certaines femmes ouvertement admettre qu'elle le faisait consciemment.

Tout le monde, peu importe qui, teste les autres. Nous faisons tous cela consciemment et inconsciemment et ta femme n'est pas différente.

En tant qu'épouse, ses tests sont une manière de voir à quel point tu es un partenaire de confiance. Si tu te laisses marcher dessus et que tu ne te tiens jamais droit, que tu refuses de prendre une décision ou que tu te fâches et que tu boudes après une minuscule joute verbale, qu'est-ce que ça dit à propos de toi?

« Il est incapable de ME faire face? Alors comment va-t-il gérer toutes les choses difficiles de la vie? Comment peut-il me protéger moi et la famille? Quelle sorte d'homme est-ce, ça? »

Le résultat? Son programme inné envoie un signal à son corps : « Ce mâle est faible. Ne baise pas avec lui. Ses gènes ne sont pas recommandables pour la procréation ».

Et le résultat est une absence de minette sous la couette.

Si elle ne te respecte pas, elle ne te baise pas.

Ce que tu es en train de faire en disant « Oui, chérie » pour la 100e fois, c'est d'être « conciliant ».

Le caractère conciliant est un trait de personnalité qui est plus souvent vue chez la femme. Les femmes sont plus aptes à être amicale, confiante et à se conformer.

En d'autres mots, elles sont généralement plus soumises que les hommes. Pas toujours, évidemment, mais généralement.

Quand tu te laisses porter par la vague et que tu te soumets à tous ses caprices, tu es en train d'être soumis. Tu es, essentiellement, en train de te comporter comme une femme.

Elle ne veut pas une femme. Elle veut un homme.

Si elle ne te respecte pas, elle ne te baise pas.

Erreur no.4 : Prétendre qu'il n'existe aucune autre femelle dans le monde

Si tu es un homme et que tu es en bonne santé et que tout fonctionne comme il se doit, tu auras une libido relativement forte. Tu veux baiser. Beaucoup. Évidemment… sinon tu ne lirais pas ce livre.

Fait biologique : ***Tu as évolué pour procréer avec un paquet de femmes différentes.*** Tu as environ dix fois plus de testostérone que ta femme. La testostérone est l'hormone qui détermine largement la libido humaine. Avant que tu n'envoies un courriel, oui, je réalise que la biologie et la psychologie humaine ne sont pas si simples et qu'il y a beaucoup plus à savoir au sujet de la libido que ce qui concerne une seule hormone… mais essaie de te faire injecter de la testostérone chaque semaine pendant 1 mois et reviens me voir pour me dire comment cela t'affecte (Indice : Tu vas être BEAUCOUP plus excité). Je me souviens avoir lu la réaction d'une femme à qui l'on avait prescrit de la testostérone. *« C'est complètement dingue. Je ne peux pas vivre comme cela. Je ne pense qu'à baiser. »*

Alors que tu lis ces lignes, tu fabriques des spermatozoïdes. Des millions. Ces petits gaillards ont besoin de sortir et de faire des bébés pour garder l'espèce en vie. Mère nature a fait en sorte que tu fasses ta part en t'incrustant un programme élémentaire qui te pousse à faire le boulot et à le faire souvent.

C'est ce programme qui te fait lorgner toutes ces belles jeunes filles au centre commercial. Sans arrêt.

C'est ce programme qui te fait regarder cette « cougar » avec son nouvel implant mammaire à la rencontre de parent.

C'est ce programme qui fait que la pornographie est une industrie qui pèse plusieurs milliards de dollars.

Notre libido est une partie essentielle de nous. Elle est LÀ, et nous vivons avec. C'est naturel. Ça ne s'en ira pas. C'est une part considérable de ce qui fait de nous des hommes.

Ta femme le sait. Elle sait que tu te masturbes devant de la pornographie. Elle sait que tu fantasmes. Elle t'a surpris à regarder cette jeune fille à la partie de volleyball l'autre jour. Elle a probablement dit quelque chose. Selon la santé de votre vie de couple, elle a même peut-être essayé de te culpabiliser à cause de cela.

Les hommes font l'erreur de croire qu'une fois qu'ils sont mariés, cette libido et ce désir doivent être cachés le plus loin possible. Nous nous voyons comme des animaux stupides et constamment en chaleur. Il semblerait que la société requiert de nous de réprimer ces envies et de les canaliser dans notre rôle de pourvoyeur familial. Faire autrement voudrait dire que nous nous rapprochons de « l'enfoiré » ou pire… « de celui qui est inapte à être un mari ou un papa ».

Alors… par le diable, comment ta sexualité masculine omniprésente et déviante est-elle censée avoir sa place dans le rôle plus socialement accepté du « pourvoyeur » ?

C'est frustrant.

En dépit de ce que la société peut nous dire, ces envies doivent s'extérioriser, d'une façon ou d'une autre. Sinon, nous perdons la raison.

Mais, attends une minute… qu'est-ce que c'est ça ?? Il y a une femme dans la maison !? Notre femme ! Oui, évidemment ! Nous l'aimons ! Nous l'avons même marié ! Excellent ! Allez hop, c'est parti.

Toi : *« Chérie ! Baisons ! Ça va être fantastique ! »*
Elle : *« Non. »*
Toi : *« Et ben merde. »*

Et maintenant quoi ? Bien, si tu es comme tous les hommes, tu connais les sites principaux de vidéo porno en « streaming » par cœur. Tu as probablement une catégorie favorite de vidéo que tu aimes. Une « actrice » favorite. Probablement quelques liens que tu as mis de côté. Ils semblent toujours faire le boulot assez rapidement. Ensuite, ta femme voit ton historique internet. Elle n'aime pas cela du tout. Tu n'es plus censé aimer ce genre de chose, tu te souviens ? As-tu oublié ton rôle dans la vie ? Quel genre d'homme et de père es-tu ? Pourquoi regardes-tu ces choses ? Mais bordel, arrête de regarder ces choses immédiatement, sales pervers.

Tu as été culpabilisé.

Ta vie sexuelle est prise en otage. La porno c'est honteux. Mais qu'est-ce que tu es censé faire putain !?

Tu sais quoi faire ! Tu vas doubler la mise. Tu as l'impression qu'elle doute probablement de ton désir pour elle et qu'elle remet en question ta loyauté. Tu vas lui montrer qu'elle a complètement tort. En fait, tu n'as pas BESOIN de tous ces stimuli extérieurs désormais. Tu vas lui montrer à quel point tu lui es dévoué !

Tu vas lui montrer ton côté plus doux, plus romantique ! Elle aime ça !

Tu vas lui montrer qu'il n'existe aucune autre femme sur la planète à part ELLE !

C'est là qu'elle va se rappeler à quel point tu es romantique, elle va se souvenir pourquoi elle est tombée amoureuse de toi et ta vie sexuelle va reprendre son cours.

Ouais… non.

Tout comme avec la peur de la confrontation (femme heureuse, vie heureuse), tu fais semblant. Tu caches tes véritables sentiments, ta vraie NATURE, avec le but non avoué d'obtenir de l'affection de ton épouse.

Elle sait comment tu es en vérité. Elle a été mise au courant de la véritable nature sexuelle des hommes depuis qu'elle a atteint la puberté et que ses seins ont commencé à pousser. Elle sait que tu as des désirs. Tu lui as sûrement rappelé que tu en avais à plusieurs reprises.

En tempérant ces besoins et en déclarant QU'ELLE SEULE détient la clé de ta masculinité (avec ou sans baiser avec elle), tu la places sur un piédestal.

Elle n'a pas d'autres choix que de te regarder de haut.

Si elle ne te respecte pas, elle ne te baise pas.

Voici ici un scénario très répandu de « test de virilité » :

Toi et ta femme êtes en train de regarder la télévision. C'est une de ces télé-réalités du genre « The Bachelor » mettant en scène un beau mec qui va à tout plein de rendez-vous et qui a accès à un harem de jolie fille. Il y en a une qui est finalement choisie et la chanceuse devient sa copine et peut-être même sa fiancée.

En résumé, c'est de la porno au féminin.

L'épouse : « *Laquelle trouves-tu la mieux roulée ?* »

Le mari : « *Bah, je ne sais pas trop.* »

L'épouse : « *Non, dis-moi. Laquelle choisirais-tu à sa place ? Soit honnête.* »

Le mari : *suant abondamment*« *Huuuum… bien… la blonde te ressemble beaucoup. Tes jambes sont mieux par contre.* »

L'épouse : « *Ha ! T'es un gros menteur. Elle a genre VINGT ans et elle est parfaite. C'est une coureuse olympique ! Mes jambes n'ont jamais été comme les siennes. Je n'ai pas été à la salle de sport depuis 15 ans.* »

Le mari : « *Oh, bien, je crois que tu es belle comme tu es.* »

L'épouse : « *Comme je suis ? Qu'est-ce que c'est sensé vouloir dire putain ? Comment SUIS-JE exactement ?* »

Le mari : « *Soupir..* »

Test ÉCHOUÉ.

Comme tu peux le constater dans ce scénario, même tes mensonges bien intentionnés vont se retourner contre toi. Elle a flairé la supercherie immédiatement. Elle sait que tu trouves ces femmes attirantes et elle sait qu'elle n'est plus d'une jeunesse resplendissante. Au lieu d'être honnête, l'homme se met à murmurer et bégayer comme un ado timide surpris en train de se masturber dans les toilettes.

Admettre que tu trouves d'autres personnes attirantes n'est pas honteux. Tu ne t'es pas fait « prendre » en train de faire quoique ce soit de mal. Sois fier de ta sexualité.

Voici comment cette conversation se serait déroulée entre

ma femme et moi :

L'épouse : « *Laquelle trouves-tu la mieux roulée ?* »

Moi : « *Hmmmm...J'aime bien la brunette. Elle a quelque chose de sexy. Elle a un beau corps, mais elle semble un peu sauvage sur les bords. Je parie que c'est une cochonne cela dit. La rousse est grassouillette, mais jolie. Elle a ce style « la fille d'à côté ». Hmmmm... choix difficile. Probablement la brunette.* »

L'épouse : « *Ouais, mais la brunette à l'air d'une fille qui va mal vieillir par contre. Un peu folle aussi. Pas une bonne candidate pour être une épouse. J'aime mieux la blonde.* »

Moi : « *Oh, je ne pensais pas comme une femme à marier. Je pensais plus à quelques heures de plaisir. Elle deviendrait énervante vraiment rapidement. Elle est complètement timbrée.* »

L'épouse : « *Haha ! Ouais.* »

Tu vois la différence ? C'est léger, honnête et amusant. C'est une discussion coquine et plaisante.

OK, mais si le mari est honnête et que ça revient contre-lui ?

L'épouse : « *Tu sais quoi... t'es un trou du cul. Si tu m'avais demandé mon avis sur un groupe de mec, j'aurais dit qu'il n'y en a aucun de mon goût. Apparemment, tu regardes beaucoup les autres femmes.* »

Le mari : « *HAHAHA. Bien, c'est toi qui as demandé !* »

L'épouse : « *Ben c'est ça.* »

L'épouse est irritée. L'épouse boude.

Le mari fort, honnête et attirant s'en fout royalement. Il pense que c'est hilarant. Pourquoi devrait-il prendre cela au sérieux ? Il a répondu à la putain de question. Si elle est en quête de réconfort et de mensonges, elle peut aller voir ses copines. Son homme est son monument et il est là pour être honnête. Elle peut compter sur lui pour lui dire la vérité, même quand elle fait mal. Particulièrement à propos de choses anodines comme la plus jolie fille d'une télé-réalité.

Elle finira par se calmer. Ce n'est pas grave.

« Quelle femme trouves-tu la plus jolie ? » = « As-tu le courage d'être honnête avec moi et toi-même même si cela veut dire que tu vas blesser mes sentiments ? Peux-tu supporter les éventuelles réprimandes et la colère qui va en résulter ou vas-tu te recroqueviller comme un petit bébé ? »

Souviens-toi : si un homme ne peut être honnête avec lui-même, il ne peut pas être honnête avec les autres. Il est indigne de confiance. C'est une lavette. Tu veux toujours pencher du côté de l'honnêteté et de l'intégrité. Toujours.

Une femme sait que son homme à une forte libido. Elle sait qu'il est attiré par d'autres femmes. BEAUCOUP d'autres femmes. Qu'il veut baiser avec elles ! Duh. C'est un homme. Il ne va pas baiser avec un paquet de femmes parce qu'il est marié et dévoué à la sienne. Il fait un sacrifice.

Elle le sait. Tu le sais. Cesse de déformer la réalité pour ménager ses sentiments. Cesse de marcher sur des œufs en sa présence. C'est normal qu'elle soit irritée. Ce n'est pas la fin du monde.

Veux-tu mesurer à quel point ta femme est attirée par toi ? Demande à quelqu'un de lui demander :

« *Est-ce que tu penses que ton mari pourrait se dégoter une autre fille et la baiser ?* »

Est-ce qu'elle rit ? Cela veut dire que tu n'es pas un être sexuel à ses yeux. Tu es un pourvoyeur et elle a perdu son respect pour toi et ne te vois plus comme un être sexuel. Tu as beaucoup de pain sur la planche.

Devient-elle anxieuse à cette idée ? Elle sait que tu es attirant et un bon partit. Ses ressources et son partenariat pourraient facilement disparaître.

Est-ce que ça l'allume ? Alors dans ce cas, pourquoi lis-tu ce livre ? C'est une cochonne et elle est folle de toi !

L'homme que les autres femmes trouvent attirant est attirant pour sa femme. L'homme qui peut sortir et baiser la semaine prochaine est un homme qui baise fréquemment sa femme.

« Il pourrait avoir un paquet d'autres jolies filles, mais il m'a choisi. »

C'est quelque chose de rare chez un mari de nos jours. Rare, c'est bien. C'est ton but. Une grosse partie du chemin pour atteindre ce but est d'être un homme fort et intègre.

Erreur no.5 : Parler Parler Parler

D'accord, tu as essayé les cadeaux romantiques pour démontrer que tu l'apprécies, tu fais plus de corvées, tu es beaucoup plus délicat et tu l'as rassuré en lui disant qu'il n'y avait aucune autre femme qui réussissait à t'exciter autant qu'elle.

Ça n'a pas fonctionné, pas vrai ? Ta vie sexuelle semble prise au piège. Aucune passion. Aucune étincelle. Au mieux, ta femme couche avec toi par pitié pour te faire taire.

Et maintenant, tu fais quoi ? Tu abandonnes ? Tu la quittes ? Tu te trouves une nouvelle compagne ?

Et bien … tu es un mec. Tu n'as pas terminé de tripatouiller sous le capot de la voiture. Tu es déterminé à découvrir pourquoi l'engin déconne autant que ça.

Tu demandes des conseils à un peu n'importe qui. Des amis proches. L'internet. Peut-être même un thérapeute.

Une chose t'est répétée sans cesse encore et encore par tout le monde : LA COMMUNICATION.

Quand tu te sens d'une certaine façon, tu devrais simplement lui dire, pas vrai ? Ça a du sens. C'est ce que font les adultes. Nous mettons nos problèmes cartes sur table et discutons librement jusqu'à ce qu'ils soient résolus. On donne et l'on reçoit. Des compromis. Cela fait partit de n'importe quel bon partenariat.

Tu veux du sexe. C'est important pour toi. Elle ne ressent évidemment pas de la même chose. Peut-être est-ce l'état naturel d'une épouse/maman et tu as simplement besoin de lui rappeler que les couples sont supposés baiser. Peut-être qu'elle a honnêtement oublié l'importance de l'intimité charnelle.

Peut-être qu'elle ne comprend simplement pas à quel POINT c'est important pour toi. Peut-être que si tu la fais s'asseoir et que tu lui expliques gentiment à quel point tu es blessé par ce manque d'intimité, elle va soudainement te comprendre et son engin sexuel va redécoller et être prêt pour toi.

Ultimement, l'intimité charnelle est un choix, pas vrai ?

Ainsi, si tu es comme la plupart des hommes, tu vas finalement craquer sous le poids de tes frustrations et lui dire comment tu te sens. Elle écoute. Elle est un peu émue lorsque tu te vides le cœur devant elle. Elle semble honnêtement.

Surpris que cela t'ait blessé autant. Elle dit que vous baisez au moins une fois toutes les 2 ou 3 semaines… n'est-ce pas assez ? Tu lui expliques que tu as commencé à compter et que cela fait deux mois depuis la dernière fois. Avant cela, il y avait eu une panne de 3 mois. Elle semble mystifiée par tout cela. « Es-tu sûr que ça fait aussi longtemps ? »

Évidemment, cette panne sexuelle ne l'a pas affecté aussi négativement que toi.

Tu ressens par contre une lueur d'espoir. Tu peux voir que la gravité du problème commence à faire son chemin un tout petit peu. Tu es en train d'y arriver. Tu continues vers l'avant.

Tu expliques que son manque apparent de désir pour toi te dérange. Rien de ce que tu fais ne réussit jamais à l'allumer. Tu es toujours allumé par ELLE, mais elle ne semble pas capable de rassembler l'énergie pour te renvoyer la balle. « Est-ce que c'est parce que tu ne m'aimes plus ? »

Elle se met à pleurer et à s'expliquer.

Elle est tendue, qu'elle dit. La maison. Les enfants. Le travail. Ça fait simplement trop de choses à gérer en même temps. Toutes ces choses la maintiennent en dehors des conditions nécessaires au rallumage de sa flamme. Elle ne pense jamais au sexe. Ce n'est pas toi, c'est elle. « Fais juste être patient et compréhensif avec moi. D'accord ? »

Tu la prends dans tes bras. Tu lui dis que tu es désolé. Que tu vas aider davantage dans la maison ! Tu t'occuperas des enfants trois fois par semaine après l'école au lieu de deux. Que tu seras davantage présent mentalement pour elle ! Que tu n'as pas été le meilleur partenaire ! Que tu peux faire mieux !

Elle apprécie ton aide et te remercie d'être un époux et un ami aussi formidable.

Vous vous embrassez. Vous vous faites des câlins pendant

un moment. Encore quelques larmes. Elle se lève pour aller préparer le souper. Tu cours rejoindre les enfants pour jouer.

Plus tard ce soir-là, tu vas au lit et elle est déjà sous la couette. Tu lui donnes un doux baiser et tu vas au sous-sol avec ton portable et tu te branles devant du porno. Encore.

Toujours est-il que si tu devais être honnête, ça fait du bien de ne plus traîner ce fardeau. La communication, c'est important après tout. Ça fait du bien de plus traîner ce fardeau sur ton cœur. Tu as finalement l'impression que vous êtes peut-être en train de remettre cette vie de couple dans le droit chemin.

Un autre mois s'écoule, pas de baise. Tu décides de redémarrer la discussion.

Les conversations suivantes avec ta femme ne seront pas aussi douces. Elle devient de plus en plus frustrée, la façade empathique se dissipe et est remplacée par de la colère et de l'énervement.

Et parfois même, elle semble horripilée par ton toucher. Même le plus innocent des massages de dos suivi d'un doux baiser la fait devenir raide comme une planche.

C'est comme si vous étiez devenu des colocataires, ou pire… de la parenté.

Plus de discussion. Plus de vomi émotionnel. Plus de colère.

Le cycle continue.

Rentre-toi bien cela dans le crâne : discuter, ça ne marche pas.

La discussion ne fait que réaffirmer ce qu'elle sait déjà au fond d'elle-même : **tu n'es pas le genre de gars qu'elle a envie de baiser.**

Ce que tu es train de faire, c'est de chercher de l'aide auprès d'elle. Tu lui demandes de régler le problème. Tu te places en position de servilité. Tu es comme un enfant qui va voir sa maman pour qu'elle s'occupe de son bobo.

Il s'agit là d'un annihilateur de libido féminine de première catégorie
Chaque discussion ne fait que planter une seule idée dans son cerveau : *« Oh, mon Dieu, j'ai épousé un gars qui ne COMPREND TOUT SIMPLEMENT PAS et ne comprendra probablement jamais »*

Quand tu te vides le cœur devant ta femme, tu essaies de faire appel à son côté rationnel.

« Ne te souviens-tu donc pas comment nous nous aimions ? Tu te souviens de tout ce bon temps passer ensemble ? Tu te souviens de tous ces sentiments amoureux et romantiques que nous avions l'un pour l'autre ? L'intimité est un choix. Je t'aime et je fais le choix de te désirer sexuellement TOUT le temps. Je ne comprends pas pourquoi tu refuses de prendre la même décision. »

Au lieu de faire appel à son esprit rationnel, tu es en train de programmer une réponse instinctive qui pousse sa libido dans la mauvaise direction. La rationalité n'a pas sa place dans le monde de l'érotisme et du désir bestial que tu veux et dont tu as si besoin. Avoir « la discussion » avec ta femme revient à marcher au milieu d'un cortège funèbre pour faire une danse érotique.

Si la discussion était réellement une conversation honnête et ouverte, elle se déroulerait à peu près de la façon suivante :

Toi : *« Pourquoi ne baise-t-on pas plus ? »*

Elle : *« Parce que tu ne m'excite pas. »*

Toi : *« OK, qu'est-ce que je dois faire pour t'allumer davantage ? »*

Elle : *« Si j'ai besoin de te le dire, ça m'excite encore moins. Tu devrais simplement savoir quoi faire. Je veux un mec qui le SAIT. »*

Toi : *« Bon et bien alors, il n'y a pas d'espoir pour moi, pas vrai ? »*

Elle : *« Probablement pas. Ça dépend de toi. »*

Toi : *« Alors, c'est ainsi ? On devrait simplement divorcer ? »*

Elle : *« Peut-être, mais cela serait horrible et ça nous

*coûterait beaucoup d'argent en plus de causer des
dommages irréparables aux enfants. Qu'est-ce que tu dirais
que l'on continue de cette façon jusqu'à ce que l'un de nous
ait une aventure extra-conjugale ? »*

Toi : « *OK, cool. Je vais au sous-sol.* »

Elle : « *OK. Bonne branlette. Pauvre tâche.* »

Tout le reste de la discussion est de la grosse merde. La
discussion se résume à deux personnes qui dansent la gigue
autour du cœur du problème.

Tout le monde ignore l'éléphant dans la pièce : **elle n'est
simplement pas excitée.**

La DISCUSSION est l'une des pires choses que tu puisses
faire pour rallumer le désir sexuel.

Je comprends que tu as un sacré paquet de choses sur
la conscience, que tu te sens triste et que tu veux que ta
partenaire soit au courant. Le problème est qu'elle n'aime
pas cela quand son homme se vide le cœur sur elle. **Elle ne
veut certainement pas qu'on lui rappelle à quel point elle
n'a plus de désir pour toi.**

Pour elle, le monde est déjà en train de partir en déroute
parfois. Elle ne mentait pas à propos de la pression qu'elle
a sur les épaules. Parfois, c'est trop pour elle. Tu ne fais
qu'ajouter du stress à sa vie au lieu d'être le moyen de
s'évader qu'elle désire et dont elle a tant de besoin.

Elle ne veut pas que TES problèmes s'ajoutent à l'énorme
pile de SES problèmes. Spécialement quand la cause sous-
jacente de tes problèmes peut être résumée de la façon
suivante, *« Tu sais… t'es vraiment une épouse de merde. »*

Oui, elle se plaint de tout À TOUTES LES PUTAINS
D'OCCASION. Oui, tu devrais avoir la possibilité de faire
la même chose quand vient la question de l'absence de vie
sexuelle. Non, tu ne peux pas. Oui, c'est un double standard.
Oui, c'est sexiste. Désolé, c'est la vraie vie. Pourquoi
penses-tu que les hommes depuis des siècles ont enfoui
leur insécurité et leurs émotions et ont seulement des
conversations profondes avec un petit cercle de potes ?

Parce que personne d'autre, et surtout pas ta femme, n'en
a quoique ce soit à foutre du sexe que tu as l'impression de
mériter si ardemment.

« Mais, ce n'est pas ce qu'elle a dit. »

Ta femme peut te demander de t'ouvrir à elle et de lui
confier tes sentiments. Elle peut dire qu'elle ne ressent pas la
proximité qui devrait normalement caractériser un couple à
moins que tu lui fasses savoir ce qui t'arrive et pour quoi tu
es si déprimé ces temps-ci.

Ne le fais pas.

Premièrement, elle sait absolument ce qui se passe dans ta
tête. Tu lui as quémandé du sexe d'une façon ou d'une autre

depuis un bon moment déjà. Aussi, elle sait que les hommes sont normalement beaucoup plus chauds que les femmes. Ce n'est pas un secret bien gardé. Pour elle, tout ce que tu fais à la maison semble tourné autour d'un moyen de rentrer dans sa culotte.

Alors dans ce cas, pourquoi demanderait-elle que tu t'ouvres si elle ne veut pas l'entendre ?

Parce que c'est un autre de ces TESTS.

Presque tous les hommes mariés ont fait l'expérience d'un scénario similaire à ce qui suit :

Elle : : *« S'il te plaît, dis-moi ce qui ne va pas. Je suis ta femme. Tu dois partager ces choses avec moi. Je t'aime. Je suis là pour toi. »*

Lui : *« OK… alors… »* [Insérer une quantité massive de vomi émotionnel ici]

Elle : *« Bien… Je vais avoir besoin d'un peu de temps seul pour digérer le tout. Juste… Non… touche-moi pas pour l'instant. Laisse-moi simplement toute seule, juste un moment. »*

Ta femme n'est pas programmée pour écouter son homme s'émouvoir sans fin.

Pour citer l'auteure et psychothérapeute Esther Perel :

« Les hommes ont peur de la tension féminine, mais les femmes ont peur que les hommes s'effondrent---qui passe soudainement d'homme à enfant, puis d'enfant à bébé. Les femmes croient que les hommes sont plus fragiles à un certain niveau plus fondamental et elles pensent que s'ils se laissent aller, ils vont tomber en morceau. Plusieurs femmes ne font pas confiance à la résilience émotionnelle des hommes. Elles se croient supérieures dans ce domaine.

Plusieurs femmes ont également peur que si elles adoucissent leurs partenaires, elles n'aient plus la capacité de se reposer sur eux. Elles veulent avant tout qu'il reste fort, parce que cela leur permet de s'écrouler. J'ai besoin de savoir que tu peux me retenir et que tu es fort. Si tu n'es pas fort, je ne peux pas lâcher prise. Ceci est vrai à propos du sexe et c'est vrai à propos des émotions. Si/quand pour une quelconque raison il se ramollit, il y a une partie d'elle qui est en colère. Au lieu de faire preuve de compassion, elle se met en colère. »

Ta femme n'est vraiment pas programmée pour écouter son mari se plaindre de ce qu'elle sait déjà au fond d'elle-même : il ne m'excite pas.

Tu pourrais aussi bien l'asseoir, te mettre à pleurer et lui hurler au visage à plusieurs reprises, *« JE NE SUIS PAS ATTIRANT ! JE NE SUIS PAS ATTIRANT ! JE NE SUIS PAS ATTIRANT ! »*

Elle ADORERAIT revenir à la maison chaque jour pour retrouver un homme solide comme le roc, peu importe ce qui se passe dans le monde. Elle veut un mec dans les bras duquel elle peut s'écrouler. Quelqu'un pour la faire se sentir en sécurité et aimer.

Au lieu de cela, elle a ce plaignard de petit mari qui lui demande de baiser à répétition et qui déblatère ses débilités, comme un Chihuahua qui fait de petits bruits pour grapiller les restes.

Pas bon. Pas viril. Pas attirant. Très dépendant.

Quand tu parles à ta femme de son manque de libido, tu pourrais aussi bien parler au ciel parce qu'il ne pleut pas. Tu aurais le même résultat.

Oui, après que tu te sois autant plaint, ta femme pourrait éventuellement te lancer un os pour te faire taire. Elle va finalement céder et t'accorder une séance de l'infâme « baise de charité ». *« **Bon… Faisons-le. Mais dépêche-toi, mon émission commence dans 10 minutes.** »*

Mais, si l'on doit être honnête, on n'aime pas cela. Pas du tout. On ne veut vraiment pas un mannequin sans vie couché dans le lit, les jambes ouvertes qui dit, *« **Baise-moi. S'il te plaît. Mon étalon. Mon dieu. Oui.** »* Alors qu'elle regarde le plafond avec le regard vide, comme un sarcastique robot monotone.

Nous voulons de la passion.
Nous voulons être désirés.
Nous voulons une femme qui ne peut pas résister.

Nous voulons nous sentir comme des hommes à nouveau.

PARLER et raisonner avec ta femme ne te permettra jamais d'atteindre ce but.

Tu es train de pensée comme un mec. *« Je veux baiser tous les jours. J'ai un pénis. Elle a un vagin. Juste d'y penser ça m'excite. Faisons-le. »*

Souviens-toi, tu as été conçu pour faire cela. Tu as une érection si le vent souffle de la bonne façon. Au cas où tu n'arriverais pas à le remarquer, ta femme n'est pas faite pareil.

D'un point de vue strictement biologique, la libido est gouvernée par la testostérone. Tu as à peu près DIX FOIS plus de testostérone qu'elle. C'est ce qui te donne une voix plus grave, des poils sur la poitrine, des os plus forts, des muscles et ce désir de baiser toutes filles de 18 ans que tu as vus en train de rigoler au cinéma le week-end passé.

Redémarrer l'engin de ta femme requiert une recette délicate semblable à un soufflé. Un faux pas et tout s'effondre.

Tu as fait des faux pas depuis des années. Une petite discussion ne va pas arranger cela. Des centaines de discussions ne vont pas aboutir à du désir charnel.

On parle d'émotion ici. La nature. La nature humaine. Notre programme interne. Tu ne peux pas le battre avec la raison et la logique.

Cesse d'essayer. Cesse de parler.

Le programme n'en a rien à foutre.

Chapitre 3
« Les chic types » finissent derniers

« Si jamais tu hurles après une femme, tout ce que tu devrais dire est « Pourquoi ne peux-tu pas être ma maman ? Pourquoi n'es-tu PAS ma maman ? » »

Marc Maron

Les cinq erreurs ont toutes quelque chose en commun.

Leurs méthodes et résultats attendus ne sont pas ancrés dans la réalité. Elles sont ancrées dans le monde de ce qui DEVRAIT être. Elles viennent du livre de règles du « chic type » typique.

X ne semble pas avoir Y pour résultat… mais putain, ça devrait !

Le concept de « ça devrait » ne t'emmène nulle part dans la vie.

Tu tapes des pieds comme un enfant en criant « *Ce N'EST PAS JUSTE ! JE SUIS VRAIMENT UN BON GARS !! OÙ SONT MES RELATIONS SEXUELLES ?!* » Comment ça se passe pour toi ?

Tu essaies d'appliquer ta logique, ta raison et ta notion de bien et mal à un monde où les instincts et comportements les plus basiques règnent en maître.

Tu ne peux pas déjouer son manque de libido en étant un bon gars.

Le monde du désir sexuel est gouverné par l'instinct. Il est contrôlé par plusieurs milliers d'années de programmation qui sont profondément enracinés dans notre ADN.

Parfois, le programme est prévisible.

« Si une belle jeune fille avec une belle peau et des courbes sexy me regarde, souris et joue avec ses cheveux -> alors activent la séquence d'érection pour une fornication rapide. »

Parfois, le programme est plus difficile à décrypter.

« Si une vedette de rock chétive, androgyne et accro à l'héroïne me regarde -> alors, pompe du sang vers la vulve pour augmenter les chances d'une reproduction et d'une fécondation efficace. »

Mais, il n'y a absolument rien dans ce programme qui dit :

« Si un mâle doux et bien intentionné qui m'a promis de m'aimer inconditionnellement pour toujours me demande de baiser -> alors, activez la séquence de fornication immédiatement. »

Le programme n'est pas sympa. Il n'est pas politiquement correct. Il ne se préoccupe pas de toi ou de tes sentiments. Il ne tient pas compte des changements sociétaux des 100 dernières années en matière d'évolution, c'est une fraction d'un clin d'œil.

Le programme ne se préoccupe certainement pas de vos 10 dernières années passées à être un papa fantastique en plus d'un partenaire aimant. Le programme se rit de vos comportements de bon gars.

Oui, le programme est un sale enfoiré.

Toujours est-il, qu'on pense tous pouvoir déjouer le programme, pas vrai ? Je ne vais certainement pas te blâmer d'avoir essayé. Nous semblons tout contrôler autour de nous, alors pourquoi pas la sexualité humaine ? Nous pouvons sûrement nous élever au-delà de la superficialité du programme digne d'un homme des cavernes et devenir plus profond, des êtres humains plus réfléchis et mettre de côté toute cette merde superficielle, pas vraie ?

Malheureusement, non. Nous continuons d'essayer de réécrire le programme… et nous continuons d'échouer. Nous avons peut-être un peu de succès temporaire (d'horrible « baise de charité »), mais le résultat final est le même : l'épouse est simplement encore plus éteinte qu'avant.

Je suis passé par là, je l'ai vécu, tout comme des millions d'autres hommes.

Les cinq erreurs sont enracinées dans la croyance que nous avons en nous que la machine sexuelle est intrinsèquement morale. Nous pensons que nous vivons au jour le jour dans un monde que l'on peut manipuler grâce à notre libre arbitre. Nous étendons cet état d'esprit à des sujets où c'est faux à en mourir de rire.

Nous pensons que notre épouse a le choix d'être excitée sexuellement ou non.

Elle ne l'a pas.

Oui, elle peut physiquement marcher vers la chambre, enlever ses vêtements, écarter ses jambes et dire « Vas-y, finissons-en. » Ce qu'elle ne peut pas faire par contre, c'est d'appuyer sur le bouton pour allumer le VÉRITABLE désir sexuel. Se laisser porter par la vague du moment ne signifie pas qu'elle est excitée. Cela veut simplement dire qu'elle essaie de te faire taire et d'en finir pour qu'elle puisse passer à des choses plus importantes.

Tu ne veux pas cela. Aucun de nous ne veut cela.

Il est temps de capituler et d'écouter l'instinct primitif pour une fois. Il ne va nulle part. Il est là depuis des milliers de générations.

Tu ne peux pas faire le « chic type » pour entrer dans sa culotte.

Pour illustrer mes propos : je me fous de savoir à quel point elle est bonne pour flirter ou de la merveilleuse personnalité qu'elle peut avoir, je ne peux pas être excité par une femme à barbe de 400 kilos. Elle a beau me dire à quel point elle est une sale cochonne et comment elle a gagné le concours « pour la meilleure pipe du Texas » 10 années de suite… elle ne peut pas contourner mon programme inné qui me hurle *« SAUVE-TOI, C'EST UNE QUESTION DE VIE !! »*.

La même règle s'applique à ta situation.

« Mec… es-tu en train de me traiter de femme à barbe de 400 kilos ? »

Oui. Oui, c'est bien ce que je fais.

Je me fous de savoir combien de sacs de poubelle tu descends au chemin, du nombre de sacoches que tu lui achètes, du genre de SUV que tu lui loues, du nombre de conversations longues et profondes à propos de ta terrible vie sexuelle que vous avez… Ces choses ne peuvent simplement pas démarrer son engin sexuel.

En fait, il pourrait même t'enfoncer davantage dans la fosse septique de laquelle tu essaies de te sauver. Pourquoi ? Parce que tu ne l'as pas. Son programme veut quelqu'un QUI

L'A. Son programme cherche un truc qui correspond à ses besoins primaires. Plus tu commets les mêmes erreurs, plus tu renforces la réponse instinctive négative qu'elle a quelque part au fond de son programme.

Pas étonnant que tu souffres de la chambre morte.

Soyons honnêtes… Ta femme t'aime. Elle apprécie tout ce que tu fais pour elle et les enfants. Elle accorde une valeur à votre amitié et à toi en tant que partenaire depuis toutes ces années. Il se peut très bien qu'elle te considère comme l'amour de sa vie. Elle peut très bien s'imaginer passer le reste de ses jours avec toi.

Rien de tout cela ne peut surpasser le signal en boucle de son cerveau reptilien qui répète en boucle « *ANNULER LA RÉPONSE SEXUELLE. CE MÂLE N'EST PAS APTE À LA REPRODUCTION.* » Ces signaux ne sont peut-être pas assez forts pour qu'elle demande le divorce, mais ils le sont assez pour faire en sorte qu'elle garde confortablement, nuit après nuit, ses pantalons de jogging.

Rien ne peut renverser ce programme… sauf quelqu'un qui l'excite pour de vrai.

Tu veux simplement qu'elle te regarde, se morde les lèvres, retire ses vêtements et te traîne jusqu'à la chambre ?

C'est une réaction primale. Cela requiert des actions primales de ta part.

Tu ne peux pas susciter le désir en elle avec de la gentillesse et de la compréhension.

Ça fait chier… mais c'est vrai.

Les chics types, en fait, finissent derniers.

Cesse de placer cette pauvre femme sur un piédestal.

Écoute, je comprends. Tu es un homme bon. Tu as bon cœur. Tu aimes ta femme et tu veux juste faire renaître cette passion. Tu éprouves des difficultés à équilibrer ton programme basique de mâle débridé avec ton cerveau rationnel qui te dit que tu aimes ta femme et qu'elle est ta meilleure amie, partenaire, mère de tes enfants, etc.

Cela ne change rien au fait qu'elle est aussi imparfaite que tu peux l'être. Tu as vénéré cette pauvre femme depuis trop longtemps.

Ta femme pète. Elle chie. Elle a des boutons. Elle a des rides. Elle a de la cellulite. Elle sent mauvais si elle ne prend pas sa douche. Elle est aussi complètement démunie de tout superpouvoir. En fait, elle est probablement physiquement plus faible que toi.

C'est un être humain.

Je sais… on t'a dit de toujours être un gentilhomme. De la traiter comme une reine. « Femme heureuse, vie heureuse ». Elle est du sexe faible, après tout. Une fleur délicate qui a besoin de grands soins. Tu dois garder ton bouillon de masculinité toxique à feu doux ou sinon tu risques de devenir un trou de cul violent et lui faire peur.

Cette thématique de « douceur » se transpose dans tes

actions autant que dans tes résultats.

Tes cadeaux, les tâches que tu accomplis, tes mensonges, le fait que tu marches sur des œufs autour d'elle, tes conversations constantes et ton besoin d'être rassuré…
Ils ont tous un thème en commun « S'il vous plaît, votre majesté, suis-je maintenant digne de votre affection ? »

Ce sont des variations du même thème : **Dépendance**

À toutes les fois que tu essaies une de ces cinq erreurs, tu frappes avec le ciseau à pierre proverbial. Morceau par morceau, tu construis une effigie en marbre au nom de ta femme. On peut lire sur la plaquette à la base, « **Ma femme. Elle est une grosse connasse qui ne veut jamais baiser avec moi. Je la vénère toujours cela dit. J'ai besoin d'elle. Sans elle, je suis perdu.** »

Contrairement à la croyance populaire, elle ne veut pas être l'impératrice de ton monde. Elle ne veut pas que tu la vénère. Elle ne veut pas que tu aies BESOIN d'elle. Elle veut que TU sois une statue de marbre. Elle veut être capable de te pointer du doigt dans une foule et dire à ses amies. « **C'est MON HOMME, juste ici !** »

Comment peut-elle se fier à toi et te respecter si elle te regarde de haut ?

Si elle ne te respecte pas, elle ne te baise pas.

« Ma femme m'a dit qu'elle aimait mon côté sensible et doux.

Elle m'a dit qu'elle aimerait que je le sois davantage. Elle aime quand je prends soin d'elle. Elle déteste quand j'agis d'une autre façon. Elle dit que ça l'éteint et que ça gâche toute chance de relations sexuelles future. »

Écoute-la… souris… et observe.

Ce qu'elle FAIT est beaucoup plus important que ce qu'elle DIT.

Or, dans ton cas, ce qu'elle ne fait pas (baiser avec toi) est plus important que ce qu'elle dit. Tu écoutes une femme qui n'est pas attirée par toi te dire que la clé de son désir est de « continuer à être toi ».

Ça n'a aucun sens.

Veux-tu que je partage les innombrables histoires d'homme qui ont commencé à espionner leur femme frigide et qui ont trouvé des journaux intimes coquins et des photos d'elle en train de faire des choses folles, des actes sexuels désormais interdits avec leur ex-copain ? Elles étaient capables de se mettre dans cette ambiance érotique avec ce « pauvre con » de son passé, mais elles ne peuvent se résoudre à faire la même chose avec leur mari dévoué et aimant des vingt dernières années. *« J'étais une autre fille à l'époque. J'ai changé ! »*

Veux-tu entendre celle du gars dont la femme ne voulait jamais pratiquer le sexe oral parce que c'est dégoûtant et « ce genre de truc, c'est pour le porno » et qui a trouvé une vidéo d'elle en train de faire un ménage à trois la semaine dernière avec un gars et une autre femme de son cours de crossfit ?

Ou encore ces multiples hommes frustrés sexuellement qui contemplent, enragé, le vibromasseur bien usé de leurs femmes et la pile grandissante de livres de roman Harlequin à tendance pornographique.

Ta femme à des besoins sexuels/intimes également. C'est un être humain. Maintenant, ces besoins sont soit dormant et ils attendent de sortir pour le bon gars, ou bien ils sont déjà sorti et elle se fait baiser derrière ton dos.

« Mais, elle disait… »

Elle va DIRE n'importe quoi dès lors qu'elle pense que c'est ce que tu veux entendre. Tes actions au fil des années lui ont probablement dit que tu étais un mec sensible. Elle ne veut pas voir un homme boudeur et plaignard dans la maison… alors elle garde ses véritables sentiments pour elle. Tu peux voir cela comme sa version de « femme heureuse, vie heureuse ». Un homme abattu et plaignard la rend anxieuse et parfois vraiment en colère. Elle préfère ne pas se retrouver dans ce territoire émotif, si possible. Dire « Ce n'est pas toi, c'est moi » ou « reste-toi même » te garde au loin.

Si tu es le richissime monsieur Pourvoyeur extraordinaire, ou bien le meilleur papa de l'univers, alors elle ne veut VRAIMENT pas agiter les eaux de cette relation. Elle a la belle vie. « Ce n'est pas toi, c'est moi » lui fait gagner du temps. Peut-être qu'elle va t'offrir quelques baises de charité pour te tenir tranquille pour un temps. Elle doit préserver la machine à ressources du pourvoyeur après tout.

D'un autre côté, il se pourrait qu'elle ne sache réellement PAS pourquoi elle ne te désire plus. Tout ce qu'elle sait, c'est que le bouton s'est éteint il y a de cela un certain temps et rien ne semble capable de le rallumer. Le sexe n'est simplement plus dans ses pensées. « Peut-être suis-je asexuel » qu'elle se dit, ou pire *« Peut-être que je suis une personne brisée à l'intérieur »*.

Un nombre étonnamment élevé de femmes sont complètement aveugles au sujet de ce qui les excitent. Ironiquement, elles se sentent aussi comme si elles DEVAIENT être excités et prête pour baiser avec leur mari… mais bordel, elles ne peuvent juste pas rassembler l'énergie pour se mettre dans l'état d'esprit nécessaire pour avoir ce niveau d'intimité et d'érotisme avec leur mari aimant. Faire semblant et la « baise de charité » les tuent de l'intérieur autant que cela tue leur mari.

Plusieurs femmes vont parler ouvertement de sexe avec leurs amies. Elles vont rapporter le tout à leur mari (après avoir enduré une de ses longues discussions) : *« Beaucoup de femmes sont comme moi. On ne veut simplement pas autant baiser après avoir eu des enfants. C'est naturel. Il n'y a rien de mal là-dedans. »* Oui, c'est parfaitement naturel et c'est un comportement très prévisible. Ça l'est jusqu'au jour où quelqu'un d'autre fait irruption dans le portrait et rallume leur engin sexuel. Ce nouvel éveil sexuel est tout aussi naturel et prévisible.

Mon expérience me démontre que quand ces femmes « sans libido » SE réveillent de leur torpeur sexuelle… Oh putain. Faites attention. « Déviance sexuelle » n'arrive pas à bien décrire la situation. « Pute » n'est pas un mot assez fort.

C'est là que l'homme qui découvre une infidélité finit par se dire, « ***Ce n'est pas ma femme. Elle agit comme une folle.*** »

Si, c'est ta femme. Elle a toujours été ta femme. Elle n'est pas « folle ». Elle est amoureuse. Elle est excitée. Les gens amoureux font parfois des trucs dingues, irrationnels. Ils commettent des erreurs de vies critiques. Ils changent de pays. Ils quittent leur travail. Il se comporte comme des cons irresponsables. Ils sont fous et comme des ados rebelles. Ils baisent énormément aussi.

Tu veux générer ce type de réaction « folle » chez ta femme. **Elle veut cela, aussi.**

La grande question : Veux-tu, toi, monsieur chic type, VRAIMENT baiser avec ta femme ?

Deux grandes questions que tu dois te poser :

1. Désires-tu VRAIMENT ta femme ?

2. Veux-tu RÉELLEMENT faire les changements nécessaires pour améliorer ta vie sexuelle ?

Décortiquons d'abord la question numéro un. Voici un scénario que j'entends régulièrement durant mes sessions de coaching (tu peux réserver ta propre session avec moi sur dadstartingover.com) :

Le client : *« Mec, mon épouse est infernale. Elle fait toutes ces choses horribles régulièrement. Laisse-moi te décrire douze de ces choses horribles qu'elle a faites pas plus tard qu'hier. »*

Moi : *« OK, d'accord… Tout cela est vraiment ignoble. Alors, c'est quoi ton but dans cette relation ? »*

Le client : *« Et bien, j'ai lu le remède pour la chambre morte, alors évidemment, je veux baiser davantage avec ma femme. »*

Arrêtons-nous et pensons à cela. Cet homme vient juste de me dire, dans les moindres détails, à quel point sa femme est un être horrible. Sa prochaine pensée : *« Alors… où sont mes relations sexuelles ? »*

Le pire dans ce genre de scénarios est que l'épouse en question SAIT qu'elle n'est pas une bonne épouse et qu'elle traite mal son mari. Elle SAIT qu'elle a travaillé fort pour remporter le prix de « la pire épouse n'ayant jamais existé » année après année. Toujours est-il… voilà encore M. Érection. *« Alors… tu veux baiser ? »*

Qu'est-ce que cela signifie pour l'épouse ? *« Il ne ME désire pas vraiment, il veut simplement de la gratification sexuelle. »* En résumé, tu veux utiliser ta femme comme un masturbateur géant en colère. Dans son esprit, il n'y a aucune tentative de connexion réelle. Il n'y a aucun effort réel pour devenir quelqu'un qu'elle désire véritablement. Il n'y a plus aucune tentative de jouer au jeu de la séduction d'aucune façon… mis à part de faire pression sur elle pour que tu puisses l'utiliser comme un trou chaud et moelleux.

Est-ce que ta femme a sa place dans ce scénario ? Veux-tu, dans les faits, simplement l'utiliser pour assouvir tes besoins… au lieu de la vouloir parce que tu as un désir authentique pour ELLE en tant que personne ? Quand elle passe dans la même pièce que toi, est-ce que tu la suis des yeux en te disant : « Bon dieu, elle est si ravissante » ? Quand elle fait un truc pour toi ou la famille, est-ce que tu la regardes et te dis : « Elle est une épouse merveilleuse. Je l'aime à en mourir » ? As-tu un véritable amour, de l'admiration, de la gratitude et du désir pour ton épouse ?

Je suis surpris du nombre d'hommes qui hésitent à ce niveau d'interrogation. Ce qui devrait être une réponse franche du genre, *« Bien sûr ! Je suis fou d'elle ! »* est à la place une épiphanie silencieuse. *« Wow... je ne l'aime vraiment pas. »*

Si cela est ton cas, tu as beaucoup de travail à faire. Tu as un sacré paquet d'introspection et de réflexion profonde à faire à propos de toi, ta vie de couple et de ton futur soit en tant qu'époux ou en tant que nouveau célibataire.

Maintenant, passons à la deuxième question : *« Veux-tu RÉELLEMENT faire les changements nécessaires pour améliorer ta vie sexuelle ? »*

Partons du principe que tu as un véritable amour, de l'admiration, de la gratitude et du désir pour ta femme. Ne va pas penser une seule minute que cela sera plus facile pour toi. La question que je viens de te poser peut sembler idiote (après tout, tu as acheté le livre, pas vrai ?), mais on parle de bousculer ton quotidien ici. On parle de faire des choses qui sont probablement LOIN de ta zone de confort. Je ne dirai jamais assez combien pour plusieurs d'entre vous, cela sera un virage à 180 de la façon dont tu as fait les choses dans ton mariage jusqu'à présent.

Certains gars entrent dans ce processus et se disent plus tard, *« Bon et bien... tu sais quoi ? Non, ça n'arrivera pas. Je retourne à mon bon vieux moi. »* Des années plus tard, ils sont au même point, ou pire.

Ça ne sera pas facile. Pas du tout.

Tu dois avoir des couilles pour faire des changements réels. Du courage. La volonté d'échouer encore et encore. Tu dois mettre de côté ton « ego fragile de mec ». Tu ne peux contourner ce foutoir et t'en sortir par la bande.

Vois-le comme une compétence que tu dois pratiquer pendant des années. Un domaine dans lequel tu te considères vraiment bon. Pour moi, ce serait la photographie et la vidéographie. Je fais de la photo depuis 20 ans maintenant. Je me considère, à jour dans les nouvelles technologies. Je suis compétent dans les aspects techniques… ISO, profondeur du champ, la balance du blanc, la vitesse d'obturation, la règle de trois, etc.

J'ai l'œil pour l'esthétique et pour savoir ce qui fait une « bonne » photo.

Toujours est-il que certains en savent BEAUCOUP plus que moi. Je regarde les vidéos de Phillip Bloom et je me dis, **« Putain… je suis une merde. »** C'est un coup à l'ego.

En ce qui concerne mon petit monde de client et d'amis. Je fais le boulot avec brio. Je suis vachement bon. **« Wow… tu as fait cela ?! »**

En ce qui concerne le reste du monde. Je suis moyen, j'ai encore beaucoup à apprendre.

Ce n'est pas une mauvaise chose. C'est bien d'apprendre. Parfois, cela signifie de mettre de côté ses notions préconçues sur comment faire les choses. J'ai juste besoin de me la fermer, d'écouter et d'apprendre.

Les mentors, c'est merveilleux. Ils valent leur pesant d'or. Ils peuvent t'éviter de commettre une tonne d'erreurs et ils te permettent d'avoir des résultats que tu n'aurais pas autrement… et de les avoir bien plus rapidement.

Alors, avec cette philosophie du mentor en tête, est-ce qu'il y aurait quelqu'un d'autre qui serait un excellent mentor pour *« **Obtenir des relations sexuelles des femmes ?** »* Non ? Personne ne te vient à l'esprit ? Es-tu sûre de cela ?

Pense à ta vie depuis la puberté jusqu'à aujourd'hui. Souviens-toi de ton adolescence. Qui se tapait toutes les filles ? Qui était monsieur Populaire ? Lequel des garçons a été le premier à tirer un coup ? Et à l'université ? Qui devait les tasser à coup de bâton ? Qui faufilait toujours des filles jusqu'à son dortoir ? Qui a pour épouse la cougar sexy et heureuse que tous les autres pères regardent en bavant ?

Tu t'es fait une image du mec dans ta tête ? Qu'est-ce que tous ces gars ont en commun ? Qu'est-ce qu'ils FONT ? Pour faire redémarrer l'engin de ta femme, tu vas devoir émuler certains des comportements les plus basiques que tu as ironiquement, observer toute ta vie. C'est vrai, tu t'es fait donner des leçons sur comment compter des buts avec les filles depuis des ANNÉES, mais tu les as ignorés, ou du moins, tu as négligé leur importance. Ces mêmes leçons s'appliquent désormais à ton mariage.

Les pas que tu dois faire pour générer le désir sont des étapes que tu as continuellement jugées comme superficielles, stupides, manipulatrices et archaïques. Tu t'es convaincu que tu étais au-dessus de ces choses idiotes.

« *Je ne joue pas à un jeu* »

« *Ha ! Je n'ai plus à faire ce genre de choses… Je suis marié.* »

Ah ouais ? Pas de jeu ? Tu es au-dessus de toutes cette merde ? OK, cool.

Et comment ça se passe pour toi ?

Exactement.

Mets de côté tes préjugés. Ignore ton doctorat. Oublie ce que ta maman t'a dit. Prétends que tu n'as pas une vision plus cultivée, plus illuminée et moralement supérieure de la vie, l'amour et le mariage… et écoute. Tu n'as pas à m'écouter moi. Tu peux suivre les exemples innombrables que tu vois chaque jour autour de toi.

Je vais être honnête… Je suis un vrai tendre. Je suis un mec sensible. Je suis l'exemple parfait du garçon « adorable ». J'aime les bébés, les petits animaux, jouer avec mes enfants, les arts, la photographie, la musique, la romance… depuis toujours. Je suis comme cela. Je ne parle pas de changer qui je suis. Je parle de sortir de ta zone de confort et de reconnaître que parfois, tu dois faire les choses d'une façon complètement différente pour obtenir les résultats que tu veux.

Parfois, cela signifie de mettre de côté ce que tu crois être « bon » et « bien » (bien souvent en fait). On retourne à des trucs de lycée ici. On repasse sur des choses que ton père ou ton grand frère auraient dû t'apprendre, mais ne l'ont pas fait. Peut-être ont-ils essayé, mais leurs conseils étaient noyés par des filles et des amis bien intentionnés qui t'ont dit « Sois toi-même. »

On dirait que je parle de rendez-vous ou de comment draguer les filles ? Ouais… en quelques sortes. Quoi, tu pensais en avoir fini avec tout cela le jour où tu t'es marié ? Tu pensais que tu « deviendrais mieux » que toutes ces conneries ? Pas du tout mon cowboy.

Tu as besoin de toutes ces conneries maintenant plus que jamais.

C'est correct, on est tous passé par là. Certains d'entre nous ont appris leur leçon de façon brutale. Certains d'entre nous n'ont jamais eu cette chance et meurent après des décennies d'un mariage et d'une vie sexuelle insatisfaisante. Certains d'entre nous découvrent que leur femme était une personne très libidineuse… mais avec d'autres hommes. Certains d'entre nous apprennent que leur épouse n'est plus amoureuse d'eux depuis des années et restaient simplement pour le chèque de paie. PAS toi par contre. Tu vas dire, « *Au diable avec tout cela.* » Tu vas changer tout cela.

Chapitre 4
Soit son amant

« Un mariage réussi nécessite de tomber amoureux plusieurs fois de la même personne. »

Mignon McLaughlin

Il y a de cela quelques années, peu de temps après mon divorce, j'étais à l'entraînement de lutte de mon fils aîné en train de discuter avec un autre père. Nous étions à peu près du même âge. Il disait qu'il m'avait vu soulever des haltères l'autre jour à la salle de sport que l'on fréquentait tous les deux. Il me dit qu'il ne faisait que du cardio pour perdre du poids et qu'il était impressionné par le poids que j'arrivais à soulever.

Ensuite, il fit ce que tous les hommes entre deux âges et en mauvaises conditions physiques font : commencer à se vanter D'AVOIR ÉTÉ le fabuleux M. Muscle dans le temps.

Lui : « *Je pouvais soulever 140 kg sur 10 répétitions quand j'étais à l'université.* »

Wow. Je ne l'ai jamais entendu celle-là.

Je l'ai laissé parler. Je lui ai dit qu'il était bien plus fort que je ne l'avais jamais été. Je lui ai dit que maintenant j'évitais les développés couchés et que j'utilisais des dumbbells à la place à cause de douleur à l'épaule, que j'avais besoin de m'étirer davantage, que ça me prenait plus de temps pour récupérer…

Il me coupa la parole. Il ne voulait rien entendre.

Lui : « *Ouais, et bien… je n'ai plus à faire toutes ces conneries maintenant. Je suis marié.* »

Vous voyez, il savait que j'avais divorcé et que je sortais avec des filles à l'époque. Le départ de ma femme avait été un événement important dans notre petit cercle de parent de lutte.

Voici ce qu'il disait entre les lignes :

« Tu dois faire tout cet entraînement pour préserver ton corps parce que tu cherches une nouvelle femme. J'en ai déjà une. Plus besoin de poursuivre cette mascarade. »

Il y a une dynamique comprise de tous en jeu dans le monde des rendez-vous post-divorce/célibataire. Instinctivement, nous reconnaissons que nous devons diminuer nos traits de « pourvoyeur » et amplifier nos traits « d'amant ». On va à la salle de sport, on s'habille mieux, on se coupe les cheveux plus souvent, on se trouve une voiture sport, etc. Toutes ces choses donnent l'impression d'être « amusant » et « beau mec ». On sait que si l'on veut la fille de nos rêves, on doit avoir l'air et jouer le numéro de « l'amant ». Après tout, on est à la chasse. On sait instinctivement les meilleures façons d'attirer notre proie.

Tu n'approches pas une jolie petite fille au bar en lui disant : *« Je suis vraiment bon pour repasser et plier le linge. »*

Plus tard, quand nous dégotons finalement une femme et que nous l'épousons, la norme universelle et que nous devons maintenant changer notre fusil d'épaule en faveur du mode pourvoyeur. Tu peux laisser les conneries de jeu d'amoureux… Tu n'en as plus besoin désormais. Nous, en tant qu'hommes, devons maintenant nous concentrer sur notre rôle de pourvoyeur d'abord et avant tout. Nous devons maintenant comprendre notre nouveau rôle dans la vie et nous consacrer complètement à celui-ci.

C'est notre propre forme du classique « leurre de la séduction ».

C'est un mauvais calcul à tant de niveaux.

Tu veux être l'amant de ta femme. Toujours. Si tu ne l'es pas, quelqu'un ou quelque chose comblera ce besoin émotif et physique qu'elle a.

Dire « Oui, je le veux » ne devrait rien changer à tes habitudes de drague. En fait, ironiquement, cela veut dire que tu dois encore plus augmenter tes qualités d'amant. Pourquoi ? Parce qu'elle a maintenant un mari engagé, ta femme va naturellement commencer à être plus à l'aise. Dans le monde de la libido féminine, le confort ne correspond pas au désir sexuel, je répète : LE CONFORT N'ENGENDRE PAS LE DÉSIR SEXUEL.

Mais, attends… le confort, c'est ce que tu veux fournir, pas vrai ? Tu veux aider à mettre un toit sur sa tête et de la nourriture sur la table. Être là pour elle quand les choses vont mal. L'aider quand elle est malade, pas vraie ?

Oui, bien sûr. Continue de faire ces choses. Ce sont des choses merveilleuses. Cela fait partie d'être un humain fantastique. C'est l'essence même d'être un bon partenaire de vie.

Mais tu dois réaliser que ces choses n'exciteront pas ta femme. Tu ne peux pas mettre tous tes œufs dans le panier du pourvoyeur et espérer une activité sexuelle dans la chambre à coucher digne d'une actrice porno.

Une relation romantique basée seulement sur les traits du pourvoyeur n'est pas durable.

La réalité du mariage a drastiquement changé.

Les mecs, certains d'entre vous jouent avec un livre de règle du mariage qui est très vieux et dépassé. Je suis désolé de vous l'annoncer, mais les années 50 sont révolues. Les femmes au foyer à plein temps sont devenues une chose vraiment rare. En fait, les femmes sont maintenant plus éduquées que jamais. Les femmes représentent la majorité des diplômées universitaires. Elles sont focalisées sur leur carrière. Elles excellent à leur travail et atteignent des hauts niveaux de performance et des postes clés au sein de leurs entreprises. Suzy la maîtresse de maison n'est pas complètement morte, mais elle est sur le respirateur artificiel.

Est-ce que ce nouveau rôle dans la vie rend les femmes plus heureuses et fait d'eux des êtres humains comblés ? Non, bien sûr que non. Elles sont aussi malheureuses qu'avant (bienvenue dans la course mesdames). En revanche, cela leur donne plus d'options dans la vie. Avoir plus de liberté renforce l'état d'esprit suivant : « *Je n'ai vraiment pas à vivre comme cela si je ne le veux pas.* »

On sait que les femmes sont de nature frivole. Un jour, elles aiment un truc… le lendemain, elles le détestent avec une passion ardente et ont une explication rationnelle (et interminable) sur le pourquoi de ce soudain changement d'opinion.

Maintenant, applique ce même état d'esprit frivole au mariage.

Les femmes sont à l'origine de 70 % des divorces. Si elles ne sont pas heureuses… elles partent et prennent leur BMW avec elle.

Les jours où l'homme rentrait à la maison après une longue journée de travail enlevant son chapeau et s'attendant à un bon remontant et un repas chaud est désormais révolu. Il n'y a aucune récompense innée à être celui qui fait bouillir la marmite et qui est muni d'un pénis. Il doit trouver d'autres façons de mériter le titre de « bon mari ». La fiche de paie et le boulot de merde ne suffisent plus. Elle a déjà, ou elle peut avoir ces choses aussi. En fait, pour la plupart d'entre vous, votre femme gagne plus d'argent que vous… ou elle à la capacité d'en gagner davantage. Elle est à une promotion près de vous laisser derrière.

Et si tu gagnes plus d'argent qu'elle ? Malheureusement, comme plusieurs de mes lecteurs ont appris, il y a ces petites choses que l'on appelle « divorce », « pension alimentaire » et « pension alimentaire pour enfants » qui peuvent rapidement régler ce problème. Des millions d'hommes ont découvert cette triade dévastatrice d'allocations imposées par l'état.

L'épouse n'a plus à endurer un mariage ennuyeux qui ne la comble pas désormais. Toutes les barrières entre elle et une vie plus enrichissante ont été éliminées. Elle est une femme libre.

Tu veux avoir une relation de couple heureuse et remplie de sexe avec la même femme pour le reste de tes jours ? Tu as énormément de pain sur la planche mon pote.

Les femmes ont maintenant plus d'aventures que jamais

Plusieurs hommes qui visitent ma page et qui me contactent ont connu la douleur de découvrir que leur femme les trompait. Une grande majorité de ces aventures ont été précipitées par une sorte d'événement qui chamboule l'existence qui a servi à faire basculer la relation. Parfois, c'était stressant et terrible (comme la mortalité ou la maladie), mais parfois, c'était quelque chose d'aussi simple que l'épouse qui obtient une grosse promotion au boulot.

Quelque chose d'aussi simple qu'un peu d'argent en plus sur sa fiche de paie a suffi à briser le mariage.

C'est vraiment très simple : à un certain point dans la relation, elle a naturellement perdu son intérêt sexuel pour son mari (le confort et l'ennui s'installent), mais elle est restée avec lui par habitude, par sécurité et pour les ressources. Ensuite, grâce à son dur labeur, elle développe sa capacité à gagner son propre argent. Elle a ensuite une révélation. Elle n'a plus « besoin » de son mari désormais.

« Il est ennuyeux… Il ne m'excite pas… Je ne l'aime plus tant que cela désormais… Je gagne plus d'argent que lui… Alors, qu'est-ce que je fais avec lui déjà ? »

C'est à ce moment qu'elle baisse sa garde et qu'elle permet que l'on appuie sur ses boutons. Son programme a été activé. « Dois trouver un nouveau partenaire ». Ironiquement, elle se sauve habituellement pour avoir une aventure avec un homme qui, selon le standard d'à peu près tout le monde, est un perdant complet et total.

Tout le monde : *« Je ne comprends pas… Lui ?! »*

Certainement, son amant n'a peut-être pas un bon boulot, il peut vivre dans la cave de ses parents, il peut conduire une voiture de merde et peut avoir un dossier criminel… mais il est amusant, intéressant et quelque chose en lui appuie sur tous ses boutons. Grâce à lui, elle se sent sexy. Il puise dans quelque chose qui la fait *« se sentir vivante »* à nouveau. Il lui permet de temporairement se débarrasser de ses étiquettes « d'épouse » et de « mère ». Orgasme après orgasme, la pression sociale s'envole miraculeusement de ses épaules.

C'est son amant. Pas son pourvoyeur. Elle le sait. C'est précisément ce qu'elle aime chez lui. Ensuite, tu te rends compte qu'elle a fait table rase de ton mariage. Tous ces points de pourvoyeur que tu as gagnés au fil des années ne veulent absolument rien dire quand quelqu'un passe et qu'il appuie sur les boutons, trop souvent négligés, qui enclenchent le programme « Le moment est venu pour une bonne partie de jambe en l'air ».

L'homme quitté par son épouse va commencer à faire la liste de toutes les choses qu'il a faites en tant que pourvoyeur pour elle et la famille. Il bâtit un argumentaire pour démontrer que son aventure est complètement irrationnelle.

La réaction de l'épouse : *« **Ouais… Et puis ?** »*

À ce stade de la relation, l'épouse ressent un réel dédain pour son époux. Non seulement il ne lui sert plus à rien désormais, mais il l'a empêché de sentir « tellement vivante » toutes ces années. Il n'était pas l'homme presque parfait qu'elle méritait. Il n'était qu'un obstacle en travers du chemin vers le vrai bonheur et la plénitude. De son point de vue, c'est impardonnable.

L'époux est perplexe. Cela n'a aucun sens.

C'est simple : le programme s'est enclenché.

L'amant gagne. À CHAQUE FOIS.

Pour être un bon époux, tu veux être un bon mélange d'amant et de pourvoyeur.

C'est ce qu'être un « vrai homme » signifie. En fait, je vais aller plus loin et dire que ta balance devrait pencher plus du côté amant quand tu es marié. Tu veux avant tout être un gars amusant, dragueur, quelque peu dangereux, charmeur, ambitieux et sexy qui pourrait se taper une belle fille cette semaine s'il le voulait… avec en plus, dans tout ça, une bonne dose saine de serviabilité typique d'un doux pourvoyeur.

Si tu es comme la plupart des mecs à qui je parle, tu te débrouilles probablement déjà très bien avec ton rôle de pourvoyeur. Tu peux faire toutes ces choses de merveilleux papa/mari les yeux fermés. Tu as sûrement déjà entendu « Tu es tellement un bon/gentil gars » plus d'une fois au cours de ta vie. À cause des valises que tu traînes depuis l'enfance, tu pourrais même éprouver une honte réelle et du dégoût vis-à-vis de ton côté amant plus « viril » et « masculin ». Tu pourrais avoir de riches talents inexploités et des aptitudes naturelles dont tu n'es pas conscient.

Il est temps d'explorer à fond de ton côté amant et de mettre le volume à 11/10. Il est resté coincé à 0 pendant trop longtemps.

Tu pourrais être surpris des résultats.

Soit son amant — Étape no.1 : Va à la salle de sport

L'amant, la plupart du temps, est un type qui a belle allure. Pas toujours, bien entendu, mais c'est souvent le cas. Contrairement à la croyance populaire, une « belle allure » n'est pas quelque chose de subjectif. Les gens reconnaissent quelqu'un de « bien roulé » et « beau » quand ils le voient.

À l'inverse, ils savent reconnaître quelqu'un de « laid » quand ils le voient.

La science à identifier ce qui fait qu'un homme est « attirant « pour les femmes à travers toutes les cultures et ce qui les rend « attirants » peut se résumer en deux choses :

1— **La santé** — de bonnes dents, une peau saine, beaucoup d'énergie, une attitude positive.
2— **Un haut niveau de testostérone** — bonne musculature, bonne posture, confiance, agressivité.

Aie bonne allure. Aie l'air en bonne santé. Sois actif. Sois masculin. C'est à peu près tout. Pas si difficile, pas vrai ? Et bien, on peut vraiment arranger certaines choses quand ton but en tant qu'homme est de devenir « attirant ».

Le confort est l'ennemi.

Quand un homme se met en couple, c'est comme un bain chaud et réconfortant après une dure journée de travail. Tu t'installes confortablement, tu te relâches, et tu te reposes sur tes lauriers. « **Aaaaaah.** »

Fini les rendez-vous. Fini le rejet. Fini les jeux stupides. Finis toutes ces choses énervantes et merdiques du célibat. Maintenant, tu peux vivre une vie « normale ».

Mais bien entendu, il y a un prix. Le confort d'une relation stable s'accompagne de ses répercussions négatives. La première et la plus évidente et la dégradation de ton apparence physique. Pour le dire plus brutalement, une fois qu'ils ont dit « Oui, je le veux », les hommes ont tendance à grossir et à perdre leur forme physique. Cela vaut également pour leurs femmes.

Tu cesses de te préoccuper des choses « superficielles » et tu mets l'accent sur les choses plus « importantes » comme payer les factures et coacher l'équipe de football de Billy. Les hommes vont souvent pointer du doigt leur carrière, les enfants et les tâches ménagères pour justifier la négligence de leur apparence physique et de leur santé.

« J'irais volontiers à la salle de sport, mais qui a le temps pour cela ? »

La vérité, c'est que c'est VRAIMENT facile de mettre de côté les choses que tu n'as pas ABSOLUMENT besoin de faire. Lire plus de livres ? Aller s'entraîner ? Bien manger ? Ce sont des habitudes difficiles à garder. Elles prennent du temps… et du temps en plus est quelque chose que les gens d'aujourd'hui ont très peu, pas vrai ?

Mon cul.

Désolé, je ne te crois pas. T'es juste lâche.

J'ai trois enfants et je travaille à temps plein. Plus qu'à temps plein. Mon épouse travaille à temps plein. On voyage. Je m'organise pour aller à la salle de sport 5 fois par semaine. En plus d'aller m'entraîner, je fais des étirements et un petit yoga léger à la maison avant d'aller me coucher. Je ne mange pas comme une merde. Ma femme est un médecin très occupé qui a récemment subi, pas une, mais deux opérations au dos. Elle a été alitée pour un mois et elle est toujours en récupération 5 mois plus tard. Elle est de retour à l'entraînement. Elle considère que travailler sa forme physique doit être une habitude. Elle n'a aucun doute là-dessus. Elle est médecin, elle sait à quel point le corps peut se détériorer rapidement si l'on n'en prend pas soin.

Es-tu trop occupé à traîner les enfants partout ? Football, basket-ball, les scouts, etc. ? Voici une idée révolutionnaire : arrête de vouloir impressionner tout le monde par le nombre de clubs que tes enfants fréquentent. Ça va quand même s'ils ne participent pas à toutes les activités sur Terre. Oui, ils peuvent être à la maison et apprendre comment s'occuper eux-mêmes. Ils peuvent jouer avec les enfants du voisinage (encore une idée révolutionnaire). S'ils doivent absolument participer à ce cours d'escrime sous-marin qui est si putainement important, arrange-toi pour qu'ils y aillent avec leurs amis. Ça va quand même si tu n'es pas là pour chaque petit événement.

Prends soin de toi pour une fois. Il n'y a rien de mal dans le fait d'essayer d'être un homme meilleur et en bonne santé.

Soyons honnêtes. Ce n'est pas si dur de se mettre en forme. On ne parle pas d'ajouter une extension à ta maison.

On parle de faire de l'exercice et de bien manger.

J'aimerais bien mieux manger de la pizza, boire des liqueurs alcoolisées et regarder le football toute la journée… mais je ne peux pas. J'ai trois enfants à nourrir. Des factures à payer. Un corps à maintenir. Ma forme physique est exactement au même niveau de priorité que me brosser les dents et prendre ma douche. C'est simplement quelque chose que je fais. C'est une habitude.

Les mauvaises habitudes peuvent se mettre en travers du chemin des bonnes. Élimine-les. Aujourd'hui. Tu sais lesquelles.

Écoutez des émissions stupides et débilitantes à la télévision, regardez du porno, trop mangez… On sait tous que ce n'est pas bon pour nous. Sois honnête avec toi même. Sois un putain d'homme et supprime tout cela de ta vie.

S'entraîner ne prend pas trop de temps. C'est une heure par jour. Une bête petite heure.

Cette seule heure peut te transformer en un homme énergétique et en BIEN meilleure santé. Tu vas ajouter de BONNES années à ta vie. Si ce n'est pas déjà une bonne raison… tu auras bien meilleure ALLURE et en conséquence :

1— Ta femme sera plus attirée par toi.

2— Les autres femmes seront plus attirées par toi.

3— Ta femme remarquera que les autres femmes sont plus attirées par toi et elle sera donc encore PLUS attirée par toi (ne ris pas… c'est vrai).

4— Tu seras moins stressé. Tu auras plus d'énergie positive. Cela aura pour effet que tu te videras moins le cœur devant ta femme.

5— Les hommes te respecteront davantage.

6— Ta femme remarquera que les hommes te respectent plus et elle sera ENCORE PLUS attirée par toi.

Tes chances de baiser ta femme augmenteront exponentiellement. Sérieusement.

« Tu ne connais pas ma femme, mec. Avoir des abdos, ça ne changera rien. »

Vraiment ? As-tu déjà essayé ? C'est ce que je pensais.

« Mais je ne devrais pas AVOIR à aller à la salle de sport ! Elle devrait me désirer MOI parce que je suis MOI ! »

Pour certains hommes, la seule pensée d'avoir à améliorer leur forme physique pour impressionner leur femme est insultante. Après tout, ELLE-MÊME n'a pas si bonne allure, et IL la désire encore LUI ! Pourquoi ne peut-elle pas prendre sur elle et faire pareil ? Si tu tiens ce genre de discours, tu as de sérieux problèmes sur lesquels tu devrais travailler. Tu as des problèmes avec ta perception de la réalité. Tu es encore le petit enfant gâté tapant des pieds quand il n'obtient pas ce qu'il veut. Cesse de penser à comment les choses DEVRAIENT être. En fait, élimine complètement le concept de DEVRAIT de ton vocabulaire. Sérieusement. Ça ne fait rien à part te réconforter dans ta mentalité de victime et ça te rend répugnant aux yeux de tout le monde autour de toi.

Hey, je suis désolé si quelqu'un t'a vendu la notion romantique de l'épouse qui serait sexuellement attirée par QUI tu es et non par CE QUE tu es, mais ce n'est qu'une partie de la vérité. Oui, ta femme t'aime parce que tu es TOI, mais je vais le redire encore et encore dans ce livre jusqu'à en être énervant… ta bonne nature et ton comportement passé de papa merveilleux n'enclenchent pas son bouton « dois baiser ».

Ce qui enclenche ses boutons, ce sont des ventres plats, des pectoraux forts, un beau cul et des bras puissants.

« Mais ma femme dit qu'elle n'aime pas les muscles. Elle aime les gars doux et un peu nerd. »

Nous allons revenir souvent sur tout ce concept de « Ma

femme dit… » dans ce livre

Ne l'écoute pas. Regarde ses actions à la place.

Ce qui sort de sa bouche est ce qu'elle croit que toi et la société voulez qu'elle dise. Dans son esprit, dire qu'elle aime les muscles va blesser ton ego (parce que… bien… regarde-toi) en plus de la faire passer comme une sorte de connasse superficielle.

« Quoi… tu aimes les MUSCLES sur un mec ? Quel genre de pute idiote es-tu ? »

Si elle dit qu'elle aime les gars doux, gentils et nerds, alors la société va la féliciter.

« Oh, tu as un sens plus profond et développé de à ce qui rend un mec attirant ! Bon travail, femme bien-pensante ! »

Fais-moi confiance, les femmes aiment la masculinité, la confiance et la puissance. Penses Fify shades of Grey. Pense à tous les romans Harlequin jamais écrits.

Qu'est-ce qui démontre la masculinité, la confiance et la puissance plus qu'un physique musclé et fort ? Depuis que je suis devenu plus musclé, je peux te dire qu'être en forme déclenche automatiquement le bouton pour plusieurs femmes, en dépit de leur âge ou de leur bagage. Les muscles donnent aux filles une excuse pour agir de manière un peu plus ouverte et sexuelle qu'elles ne le feraient ordinairement. Elles se sentent plus en sécurité pour le faire. Leur préoccupation au sujet de ce que leur cercle social pense prend immédiatement le large. C'est comme si toutes les femmes comprenaient naturellement la situation. C'est comme si elles s'étaient toutes passé le mot suivant : *« Contrôle-toi et contrôle ta sexualité. N'agis pas trop comme une pute. Ce n'est pas une bonne chose. À moins, bien sûr, que tu sois devant un mec de rêve. Dans ce cas, tu peux te comporter en parfaite idiote.»*

As-tu déjà vu des vidéos de femmes à un enterrement de vie de jeune fille avec un danseur nu ? C'est la folie. Une fois que les participantes réalisent qu'elles peuvent se lâcher… tous les paris sont ouverts. Ça peut tout simplement tourner en débauche totale. Ironiquement, c'est l'exact contraire d'un bar de strip-teaseuse où les gars sont tous assis comme des statues et sirotent leur alcool en contemplant les filles nues. Les hommes ne veulent pas être vus comme une sorte de pervers bizarres et être sortis de l'établissement.

En revanche, les femmes à une fête de future mariée : *« Oui ! J'ai le droit d'être une perverse bizarre ! Comme c'est amusant ! »*

Oh, l'être humain, quel animal merveilleux et étrange à la fois !

Pour diverses raisons, les femmes vont souvent réprimer leur sexualité. Elles peuvent être comme des volcans attendant de jaillir. Elles n'attendent, pour agir ainsi, qu'une bonne raison ainsi que le confort de savoir qu'elles ne seront pas jugées pour ça.

As-tu déjà vu une collègue de travail venir vers toi pour te saisir le bras et dire : « Wow Hercule ! » ou une dame qui dit : « En voilà un qui s'entraîne » alors qu'elle te touche la poitrine ? Que dirais-tu d'une fille qui soulève le bas de ton chandail pour te mater le cul ?

Elles ne disent pas nécessairement : *« Je quitterais la pièce pour te baiser immédiatement »*, mais elles disent : *« Félicitations. Tu as appuyé sur un de mes boutons. Tu m'as fait faire quelque chose d'un peu idiot et risqué. Merci pour tout Monsieur Muscle. C'était amusant. »*

Toutes les choses mentionnées ci-dessus me sont arrivées juste après avoir perdu du poids et pris du muscle.

« Mais mec… ma femme DÉTESTE le genre de gars athlétique et musclé. Elle dit qu'ils ont tous l'air stupides. »

N'écoute pas la femme qui refuse de baiser avec toi. C'est comme demander à un chevreuil la meilleure façon de le chasser et de le tuer.

« Oh non… continue de faire ce que tu fais ! Utilise le lance-pierre et ce petit caillou. C'est la meilleure façon de de m'abattre sans aucun doute. Maintenant, excuse-moi, je vais me sauver vraiment loin rapidement en zigzaguant pour que tu ne puisses jamais me toucher. Bonne chance ! »

À la place, demande au chasseur compétent avec 50 têtes de cerf accrochées à son mur.

*« **Tu prends une bonne carabine et tu lui tires dessus quand tu es le plus proche possible.** »*

Trouve un gars qui baise fréquemment sa très jolie femme (ou plusieurs femmes) et demande-lui conseil. Je vais te faire gagner du temps. Tu sais ce qu'ils disent d'abord et avant tout ? « Va à la salle de sport. » Ils savent que le jeu de la séduction est superficiel et stupide. Ils savent à quel point leur vie s'est améliorée lorsqu'ils ont enfin pu remplir un t-shirt (de la bonne façon).

Le gars à la salle de sport à beaucoup plus d'opportunité que toi. Crois-moi.

J'admets qu'il y a une certaine pression sociale au sein de ton cercle d'amis pour être grassouillet et lâche tout comme eux. Je vois cela tous les jours. Je suis dans la quarantaine et je suis un des plus vieux à aller à la salle de sport. C'est vraiment triste. Je ne suis pas un citoyen du troisième âge !

La plupart des hommes de mon âge utilisent le golf comme leur principale source d'exercice. La plupart d'entre eux ressemblent aussi à des balles de golf. Rondelets, blêmes et la peau pleine de cratères.

Je me rappelle avoir demandé à d'autres pères s'ils voulaient se rassembler pour jouer au basket-ball au terrain de sport en plein air en ville. NON. Pas le temps. Ils avaient des trucs de gamins à faire. Ils étaient trop occupés avec le travail. Bla bla bla.

Pendant ce temps, ils se font des ligues de football et de golf sur papier, écoutent le sport à la télévision en se plaignant de leur vie sexuelle piteuse.

C'est triste.

Ils préfèrent s'envoyer de la malbouffe derrière la cravate en regardant les autres mecs faire du sport. Ce qu'ils ne voient pas, c'est leur épouse assise derrière eux qui fantasme sur le joueur de football à la télévision. Elle trouve qu'il a vraiment bonne allure dans ses pantalons serrés.

J'ai fini par aller au terrain de sport en plein air seul ce jour-là. Il n'y avait que moi et 7 autres gars là-bas. Je dirais que la moyenne d'âge était de 19 ans. J'ai eu mal pendant une semaine après seulement 4 parties de basket-ball. C'était merveilleux.

Fais des trucs qui te font sortir du lot.

Souviens-toi, le but est qu'elle puisse te pointer du doigt depuis l'autre côté de la pièce et dire fièrement, *« c'est MON mec juste là. »*

Ton dad bod ne le fait pas du tout. Ça s'appelle un dad bod pour une raison. Tous les papas en ont un. C'est ennuyeux. Tu ressembles à une salamandre. T'es un cliché. Une blague parmi les femmes.

Ton dad bod respire le confort. Il affiche *« Je ne vais nulle part.* » Pas parce que tu es fidèle et fiable, ne te méprends pas, mais parce que tu ne peux aller NULLE PART. Il n'y a aucune autre femme qui te désire. C'est précisément pourquoi les femmes DISENT qu'elles aiment les dad bod. Cela leur donne un sentiment de confort et les fait se sentir mieux à propos de leur propre lâcheté et de leur corps vieillissant. Oui, plusieurs femmes vont déclarer ADORER le dad bod. Quand on leur demande ce qui rend ce type de corps tellement attirant, elles répondent souvent : « *Je ne peux pas me permettre d'avoir un mec qui a meilleure allure que moi. Ça n'irait pas.* » Traduction : « *Si mon mec était super bien gaulé, je devrais constamment m'inquiéter de toutes les autres femmes qui bavent en le voyant. Je veux m'assurer que je ne vais pas perdre mon partenaire.* »

Le dad bod peut peut-être les faire se sentir plus confortable à propos d'elles, mais il ne fait pas en sorte qu'elles vont te désirer sexuellement. Il y a une énorme différence entre les deux situations.

Souviens-toi : **si aucune autre femme ne veut de toi, alors ton épouse ne te désire probablement pas non plus.**

Après que tu t'es mis en forme, les autres hommes vont remarquer immédiatement que tu es différent du reste de la meute (tu es attirant). Il se pourrait qu'ils veuillent t'éviter. Quand tu discuteras avec eux, ils seront plus soumis. Quand leurs femmes seront dans les alentours, ils vont devenir plus agressifs et protecteurs. Tu vas entendre des hommes dirent certaines choses pour te faire paraître plus faibles et inférieurs quand leur femme est dans les environs. Leur femme ne sont pas stupides. Elles vont comprendre ce qui se passe immédiatement. La stupide tactique du gars qui cherche à protéger sa partenaire va lui péter au visage. Cela va simplement finir par te faire paraître encore plus attirant.

Tu veux être le genre de gars qui rend les autres gars nerveux à l'idée de te laisser seul avec leur épouse.

Tu découvriras que ta nouvelle musculature rendra ta femme nerveuse et inquiète. Tu remarqueras qu'elle sera plus jalouse de temps à autre. Elle pourrait même se mettre en colère à cause de ta nouvelle passion pour la musculation. Elle pourrait piquer une vraie crise à ce sujet. Les choses changent et elle n'aime pas cela. Elle n'est pas à l'aise

C'EST UNE BONNE CHOSE. NE COMBATS PAS CELA. GARDE LE CAP.

Bienvenue dans le monde des mecs attirants. Cela s'accompagne de son lot de crises.

Plusieurs hommes font une erreur à cette étape. Ils se mettent à paniquer quand leur femme devient nerveuse et en colère à propos de tous ces changements positifs. Alors ils expliquent tout immédiatement. Ils expliquent à leur épouse qu'ils voulaient transformer leur vie sexuelle et que c'est pour cela qu'ils ont commencé à s'entraîner.

« Non non, maman. S'il te plaît, ne te fâche pas ! Je voulais juste essayer de faire quelque chose pour TOI ! »

ERREUR ERREUR ERREUR.

Ta nouvelle musculature et ta confiance ne sont PAS juste pour elle et votre vie sexuelle, mais pour TOI. Si tu ne fais que l'espace d'un instant, lui montrer que c'est pour ELLE et que tu voulais simplement améliorer ta vie sexuelle, tu vas passer de sexy à pitoyable en une nanoseconde.

Tu es toujours le mec bizarre qui fait des choses dans le but de recevoir de l'affection.

Ton développement personnel est pour TOI. La conséquence de ce développement personnel POURRAIT faire en sorte que ta femme veuille te baiser plus souvent, mais le sexe ne devrait jamais être le but caché. Cela paraît stupide… mais ta femme veut un mec naturel, pas un gars qui essaie différentes choses pour regagner son amour et son affection à nouveau.

Quelle est la différence entre toi et un mec naturel ? Il n'y en a pas. Le concept d'être de mec naturel n'existe pas. Tout le monde apprend. Que tu sois un mec naturel ou pas dépend seulement de sa perception. Si tu fais quelque chose avec peu d'effort et que tu le fais sans motifs ultérieurs et sans chercher à attirer l'attention, tu es un mec naturel.

Tu n'as qu'a continué à t'occuper de toi, d'avoir meilleure allure et d'être en meilleure santé. Pas d'explication, pas de rationalisation. Pas de quête d'approbation. Fais-en une partie normale et naturelle de ta vie.

Aller à la salle, soulever des poids, prendre de la masse
et perdre du gras est la première étape pour changer les
choses. C'est la première et probablement celle qui a le
plus d'impact. Certains hommes peuvent en rester là et la
situation de leur chambre s'améliora nettement.

Observe. Tes efforts vont inciter ton épouse à SE botter
le cul pour aller s'entraîner elle aussi. La façon dont ça
fonctionne est amusante.

Les couples dont une personne est plus attirante que l'autre
sont rares. À moins, bien sûr, que l'on parle du super
pourvoyeur avec sa femme trophée. On sait tout sur ce
genre de couple et comme cela se termine.

Penses-y. Combien de fois as-tu vu un super de beaux mecs
avec une femme atteinte d'obésité morbide ?
Exactement.

Ta femme sait que cela n'est pas une dynamique de relation
qui peut perdurer. Observe-la alors qu'instinctivement, elle
commence à augmenter ses efforts pour avoir meilleure
allure et te faire remarquer ses améliorations.

« J'ai l'air d'avoir perdu du ventre. Tu ne trouves pas ? »

Elle sait qu'elle est en concurrence avec plusieurs autres
femmes maintenant.

C'est une très bonne chose. N'imagine même pas essayer de contrer cette réaction instinctive. Crois-le ou non, ta femme apprécie ce changement. Elle est heureuse de jouer à rattraper son époux qui semble prêt à tout pour être dans une forme merveilleuse. En fait, elle AIME cette petite dose d'anxiété et de pression qu'elle ressent. Cela fait longtemps qu'elle ne t'a pas admiré de cette façon.

Sois-en reconnaissant.

Sois son amant — Étape no.2 : va-t'en

L'amant n'est pas souvent là. Il a autre chose à faire. Quoi donc ? Et bien, ce n'est pas trop clair. Il se peut qu'il travaille, qu'il s'adonne à un quelconque passe-temps, ou qu'il sorte avec des amis… ou peut-être en train de voir une autre femme.

Il n'est pas toujours disponible pour une petite conversation il ne dit pas toujours où il est ni quels sont ses plans. Il a un rendez-vous avec sa copine ce samedi et il la verra à ce moment. Elle pourrait bien ne pas avoir de nouvelles de lui d'ici là.

Ça rend les femmes complètement folles. C'est une bonne chose.

Une partie de la nature destructrice de libido des relations de couples est liée à la familiarité et au confort. Tu pourrais appeler cela « épuisement relationnel ».

« Oh… c'est toi encore. Et bien. »

Tu es toujours là. Tu es fiable. Elle n'a qu'à dire « Chérie ?! » et tu seras à ses côtés en une nanoseconde.

On pourrait penser que c'est la mission d'un « partenaire de vie », mais cela tue, sans aucun doute, la libido féminine.

« La familiarité engendre le mépris »

« La distance nous donne une raison d'aimer plus fort. »

As-tu déjà entendu cela ? Bien sûr que oui.

La progression naturelle d'une relation de couple typique inclut la phase « lune de miel » initiale, ensuite, l'embarras coquin d'apprendre à connaître les défauts, les faiblesses et les vices de l'autre, pour finalement se terminer avec le stress et l'ennui d'avoir à se concentrer sur l'entretien de la maisonnée et de la machine parentale.

Alors que la relation se poursuit, le temps passé ensemble augmente. Ce n'est pas une coïncidence si la fréquence des relations sexuelles diminue également durant cette phase.

En résumé, tu dois fréquemment t'éloigner de ton épouse. Tu as besoin de temps pour TOI.

Sois actif. Quand tu es sur le canapé jour après jour, la programmation innée de femme des cavernes de ton épouse dit : *« Tu ne devrais pas être dehors en train de chasser des tigres à dents de sabres ou de trouver de la nourriture ou quelque chose ? »*.

Sois énergique. Croque la vie à pleines dents. Ne laisse pas la vie t'abattre et t'épuiser aussi facilement.

Sors de chez vous et affronte le monde.

Fais-moi confiance, en tant que père de trois enfants qui travaille à temps plein, je comprends totalement l'envie de se dire « Et puis merde » et de relaxer à la maison. C'est parfaitement correct de prendre une pause sur une base régulière pour se recalibrer, mais ce n'est pas correct de faire cela jour après jour après jour.

Éloigne-toi de ton épouse. Va faire des choses pour TOI.

Oui, s'éloigner d'elle pourrait accroître son anxiété et causer quelques ennuis. Mais c'est correct. Ta phase initiale de « lune de miel » était remplie de ce type d'anxiété.

Est-ce qu'il m'aime ?
Est-ce qu'il ne m'aime pas ?
Est-il déjà lassé de moi ?
Suis-je trop grosse ?
Est-ce qu'il me respecte ?
Oh, mon dieu, est-ce que je viens de dire cela ?
Est-ce que cet accoutrement est trop osé ?
Est-ce qu'il pense que je suis stupide ?
Est-ce qu'il voit d'autres filles ?
Est-ce que cette fille vient de le regarder ?
Est-ce qu'il l'a regardée ?
Est-ce qu'il la connaît ?

Cela semble essoufflant et tortueux (bienvenue dans le monde de la psyché féminine), mais voici ce qui est intéressant : **cette anxiété est un ingrédient crucial de la recette qui a déclenché la libido en début de relation.**

Cela semble contre-intuitif, mais ces sentiments qu'elle avait n'étaient pas nécessairement une mauvaise chose. Cela voulait dire qu'elle s'en préoccupait et qu'elle était investie dans cette nouvelle relation. ELLE ÉTAIT EXCITÉE. Elle était à la toute première étape de la relation amoureuse.

L'opposé de l'amour, ce n'est pas la haine, c'est l'indifférence. Quand vous vous voyez jour après jour, cette anxiété disparaît. Les scènes de ménage appartiennent au passé. Elle devient indifférente. Elle s'emmerde.

NE LAISSE JAMAIS, AU GRAND JAMAIS, TA FEMME S'EMMERDER.

Rien de bon ne vient jamais d'une épouse qui s'emmerde. Elle va trouver son excitation ailleurs.

Drame. Anxiété. Sentiment. Excitation. Ce sont les fondements de la libido féminine. Combine ton nouveau corps attirant avec ton absence… et oh boy. Fais attention. Drameville, É.-U. Embrasse le drame et l'anxiété. Ne les fuis pas. Les scènes de drame sont tes amies. Elles signifient que tu te débrouilles très bien.

Ce n'est pas grave qu'elle soit un peu anxieuse. Cesse de la soulager de son stress à tout bout de champ, spécialement quand ce stress est l'indicateur d'une relation saine entre homme et femme.

N'aie plus peur de ses réactions négatives. Arrête avec cette attitude de « OK ok ok... Je vais faire ce que tu veux, mais arrête de me faire chier » que tu as depuis des années. Ta femme veut un homme qui peut supporter ses scènes et s'en moquer. Tu te souviens du mythe « femme heureuse=vie heureuse » ? Cesse de marcher sur des œufs en sa présence. Laisse-la être anxieuse et inquiète.

SOUVIENS-TOI DE CELA : TU NE FAIS RIEN DE MAL.

Tu sors simplement de la maison pour prendre soin de toi. Tu essaies de t'améliorer en tant qu'homme. Mes félicitations.

As-tu un ami du type « dragueur » qui fréquente beaucoup de femmes ? Interroge-le au sujet des scènes féminines. Assieds-toi et écoute avec admiration ses histoires toutes plus folles les unes que les autres.

Le dragueur baise souvent. **Avec la baise viennent les scènes. Avec les scènes vient la baise.** Il est bien au courant de cette dynamique. Il s'en fout. Il a un harem de sept filles différentes qu'il peut appeler pour s'amuser. Quand Sally devient un peu trop folle, il l'ignore et appelle Debra à la place. Toutes les femmes se connaissent. Cela cause des scènes… et conséquemment, plus de baise pour lui.

Ça semble épuisant, n'est-ce pas ? Heureusement pour toi, tu n'as qu'une drama queen à gérer. Tu as besoin de temps pour toi, même si ça entraînera des scènes de la part de ton épouse. Non seulement t'éloigner de ta femme est une machination ouvertement manipulatrice de ta part pour activer l'engin anxiété/libido de ton épouse (on reviendra sur la manipulation plus tard), mais c'est aussi mentalement bon pour toi. Tu as besoin de te redécouvrir.

RAPPELLE-TOI : **les choses qui font de toi un meilleur homme= Les choses qui excitent ta femme.**

Tu ne peux pas devenir un meilleur gars si tu es constamment aux côtés de ton épouse. Elle ne détient pas tous les outils pour faire de toi un homme comblé. Oui, elle est ta partenaire et la mère de tes enfants, mais c'est aussi une fille. Les filles et les gars ne vont pas bien ensemble sur une longue période au cas où tu ne l'aurais pas remarqué.

Non, te cacher dans ta « garçonnière » ne compte pas. C'est simplement ton petit coin désigné dans la maison. Tu es toujours dans la maison et avec elle. Tu dois sortir et mener tes propres activités. Éloigne-toi d'elle un peu.

Fais-moi confiance, elle n'a pas besoin que tu sois là constamment. C'est une grande fille et elle peut trouver à s'occuper pour un bon bout de temps...

Les hommes devraient accueillir avec enthousiasme l'idée de sortir de chez eux seuls. Cela devrait être un soulagement. Tu devrais avoir hâte. Mon père avait pour habitude de partir à la quincaillerie et d'y rester quatre heures. Il n'achetait rien du tout (qui a besoin d'être à la quincaillerie pendant QUATRE HEURES ?!). Il prenait un café, mangeait du maïs soufflé et allait tirer du fusil avec ses copains pendant qu'il regardait les outils et planifiait ses prochains projets de rénovation. Il avait besoin de temps pour se recalibrer après avoir passé autant d'heures avec la femme et les enfants chaque jour.

C'est un comportement normal et sain pour un homme.

NOTE : au moment où j'écris ces mots, nous subissons une pandémie mondiale. Suite à quoi j'ai reçu plein de courriel de lecteurs me demandant : *« Mais comment fais-je pour SORTIR de chez nous putain de merde ?! »* Idéalement, oui, tu veux t'évader physiquement du logis familial. Au vu de la situation récente, la seule possibilité viable est de s'échapper mentalement. Se retirer dans une pièce en solitaire et dire à tout le monde : *« Laissez papa tranquille pour quelques heures »* est parfaitement acceptable. Tu peux utiliser ce temps pour lire, écouter un livre audio, un podcast, méditer, planifier ton prochain projet entrepreneurial, te concentrer sur un passe-temps… n'importe quoi qui te permettent de t'échapper du mode *« papa et époux »* et qui fait de toi un homme meilleur.

J'ai lancé une zone exclusive pour membres sur mon site, qui s'appelle « DSO Fraternity » et que tu pourrais trouver utile. Il y a des articles réservés aux membres disponibles en audio, un accès à tous mes livres, un accès à un groupe privé Facebook et des rencontres en temps réel sur Zoom où les hommes peuvent se rencontrer et discuter de leur problème. Établir des liens avec d'autres hommes dans une optique de développement personnel est un excellent moyen de donner un bon coup de pouce à tes efforts. Tu vas atteindre tes objectifs BEAUCOUP plus vite en apprenant d'autres qui sont passés par là et qui ont testé la méthode.

Tu peux essayer pour 14,99 $ US par mois. Annule quand tu veux. Une partie des frais d'adhésion va également à la fondation Movember — une excellente œuvre de charité pour hommes. Va voir le tout sur mon site **dadstartingover. com/join.**

Tu as besoin d'une mission

Je recommande à chaque homme de trouver une « mission » de vie. Tu as besoin de te donner un but ou une série de buts. Tu as besoin de donner un sens à ta vie en dehors de ta famille. Tu dois créer une série d'étapes pour atteindre ce but. Tu accomplis ces étapes peu à peu. Durant ton parcours, tu remportes de petites « victoires d'étape » qui donnent à ton cerveau et à ton corps la poussée dont ils ont besoin pour continuer. Après beaucoup de dur labeur et de détermination, tu atteins ton but, mais juste pour trouver un autre but qui se présente immédiatement au loin.

C'est ce que l'on appelle être un « homme en mission ».

Je n'insisterai jamais assez sur l'importance que ça l'a. Je n'insisterai jamais assez sur le fait que cela DOIT être quelque chose qui est centré sur TOI et tes préférences et doit être extérieur à ta famille. En d'autres termes, « Je vais coacher l'équipe de base-ball de mon fils pour leur faire remporter le championnat » n'est pas une mission. « Je vais épargner de l'argent et emportez ma famille à Hawaï » n'est pas une mission.

Voici des exemples de missions :

« J'ai toujours voulu faire de l'art et sculpter davantage. Je vais suivre un cours à l'école d'art près de chez nous. Je vais me faire mentorer par quelqu'un et apprendre. Je vais aller exposer dans une galerie d'art. Je vais vendre mes œuvres. Je vais ensuite aller dans les plus grandes galeries d'art de la ville. Finalement, des gens de partout dans le monde vont acheter mes sculptures à travers mon site internet. »

« Je vais créer une œuvre caritative pour les vétérans sans-abri de ma ville. Je vais entrer en contact avec d'autres œuvres caritatives du même genre dans d'autres villes pour apprendre comment ils combattent ce problème. Je vais apprendre tout ce que je peux à propos de la santé mentale. Je vais parler avec ces vétérans pour me faire une idée des difficultés de leur vie. Je vais me faire un plan sur papier. Je vais apprendre comment organiser des levers de fonds. Je vais ouvrir un refuge pour vétérans sans-abri dans ma ville… peut-être dans d'autres villes aussi. »

« Je vais me mettre dans la meilleure forme physique de ma vie et monter un site internet pour faire la chronique de mon aventure. Je vais apprendre tout ce que je peux à propos des diètes et de l'exercice et partager mes résultats. Je vais interviewer des experts comme des médecins et des entraîneurs. Je vais me faire un podcast à propos de mon périple. Je vais demander à des entreprises de commanditer mon site et mes podcasts. Je vais en faire une source additionnelle de revenu légal. J'aurai l'allure d'un modèle masculin de fitness et j'inciterai des millions de gars ordinaires à faire la même chose. »

Quand les hommes ont une réelle mission de vie, la question de « s'absenter » et de faire des choses qui les rendent meilleurs en tant qu'hommes… se résout d'elle-même. Tu te découvriras entourer de personnes auprès desquelles tu apprendras et qui deviendront tes amis. Tu découvriras que tu n'es pas autant pris dans les émotions au jour le jour de ton épouse, et qu'ainsi, tu deviens moins dépendant à la maison. Tu découvriras que pour une fois, c'est ta femme qui se bat pour TON attention et affection. C'est normal. C'est typiquement la dynamique dans laquelle la femme est la plus à l'aise.

Ta femme veut être dans une situation où elle doit mériter l'attention et l'affection d'un homme en mission. Elle veut dire aux gens que son homme est « tellement occupé » à faire des trucs chouettes et importants. Quand toi et ta femme vous vous retrouvez finalement seuls, cela devrait être un événement. Cela devrait être une pause amusante et sexy qui change de la vie domestique, laquelle réussit tant et si bien à tuer la libido et le désire.

Sors de chez toi. Fais des trucs. Sois globalement une meilleure personne. Ta femme et ta vie en général te remercieront.

Sois son amoureux — Étape no.3 : sois unique

Dans chaque relation de couple, on veut croire que la personne que l'on a choisie est différente des autres. On veut croire qu'il est extrêmement rare et qu'il ne peut pas être égalé par personne d'autre. On veut croire qu'il est extrêmement rare et très demandé.

Ainsi, tu veux démontrer à ta partenaire que oui, elle a fait le bon choix en te choisissant. Tu es aussi une rare trouvaille au sein une grande population de perdant.

« Je ne suis pas comme les autres filles. » Toutes les femmes en couple ont dit cela. Chacune d'entre elles. Elles savent à quel point il est important de sortir du lot pour atteindre un niveau d'attraction maximal. Elles savent à quel point certaines femmes sont complètement folles et à quel point c'est repoussant.

« Je ne suis pas comme les autres filles… J'aime mieux passer mon temps avec les garçons » est une autre déclaration fréquente chez les femmes. Elles pensent que cela leur donne un avantage dans la compétition. Que cela les rend plus dignes de confiance ! En fait, c'est l'inverse (une femme qui passe la plupart de son temps avec des hommes est un signal d'alarme dans le monde relationnel).

PARENTHÈSE : Plusieurs hommes m'envoient des courriels après avoir lu la déclaration ci-dessus et me

demandent d'expliquer davantage (apparemment, un sacré
paquet d'hommes ont entendu le « j'aime mieux passer
mon temps avec des hommes » de la part de leur femme).
Comme avec tous les signaux d'alarme, cela ne signifie pas
forcément « DANGER — TA FEMME TE TROMPE ». Cela
veut simplement dire que c'est quelque chose dont tu devrais
te méfier et que tu devrais observer prudemment. Pour citer
mon troisième livre, « Signaux d'alarme » :

*« J'aime mieux passer mon temps avec les garçons. Il y a
beaucoup moins de prise de tête. »*

***Nous avons tous entendu cela une fois ou deux dans
notre vie. En gros, cela veut dire « L'attention que je
reçois du sexe opposé me fait sentir spécial. Le fait que
je puisse manipuler et dominer une relation au moyen
de ma sexualité est une bonne chose pour moi. Ce genre
de relations tourne toujours en ma faveur. Les relations
strictement platoniques où aucune sexualité ni aucun
échange de faveur n'est impliqué ne me sont pas utiles.
Je me sens inadéquate quand je suis en relation avec des
égaux. »***

Interroge une femme au sujet de l'homme qu'elle aime et
elle va immédiatement expliquer ce qui le différencie des
autres. Elle pourrait mentionner son travail et le fait qu'il est
vraiment chouette… mais pas avant qu'elle fasse tout pour
expliquer POURQUOI elle se dévoue autant à ce gars.

*« Il est vraiment mignon. Il aime les arts. Il fait ses propres
sculptures avec du verre et du bois. Il joue aussi dans un*

groupe de musique les week-ends. »

Tu dois te différencier du reste de la meute. Ne te camoufle pas. Ne sois pas comme tant d'autres papas. Ne sois pas le genre de gars boudeur, ennuyeux, sans style, qui regarde le football, qui emmène les enfants aux footballs, qui sort les poubelles, qui va au lit et qui va travailler. Si tu ne fais que t'asseoir, observer et imiter ce que tout le monde fait, tu obtiendras la même chose que les autres : une relation ennuyeuse et non sexuelle.

Sois intéressant. Sois différent.

L'unicité est un ingrédient important pour le délicat soufflé de la libido. Elle désire ce qui est différent. Elle désire ce qui est extraordinaire. Elle désire ce qui est unique.

La même vieille rengaine est ennuyeuse. Rappelle-toi : ne laisse jamais ta femme s'ennuyer !

Observons cela sous un angle plus scientifique :

C'est beaucoup demandé à une femme qu'elle se dévoue à TOI et juste à TOI. Elle ne prend pas cela à la légère. Idéalement, elle veut choisir un homme VRAIMENT BIEN pour rester avec lui longtemps. Parce que… si elle tombait enceinte ? Elle est ensuite prise avec ce gars et sa descendance pour des ANNÉES. Cet homme qu'elle a choisi a plutôt intérêt à être en bonne santé, brillant et dur à cuire… un bon mec dans son ensemble. Non seulement il va transmettre ses excellents gènes aux bébés, mais il doit aussi rester pour prendre soin d'elle et des enfants.

Souviens-toi : Amant+ Pourvoyeur = Homme idéal

S'il n'est pas ce genre de gars, alors elle a fait une erreur magistrale qui change sa vie. Malheureusement, la plupart des gars ne sont PAS ce genre de gars. Pas du tout. Demande à n'importe quelle femme qui a été célibataire pendant un moment. C'est effrayant de constater à quel point le bassin de prétendant est mauvais.

Donc, le genre de gars qu'elles veulent est « différent » du reste de ce piteux lot de candidat.

Quand son cerveau lui dit, « Il est différent et digne de mon attention », c'est une étape cruciale pour activer son engin sexuel.

« Je ne sais pas pourquoi, mais je t'aime bien. »

Pourquoi penses-tu que la vedette de rock chétive et androgyne fait tomber à genoux les femmes ? IL est littéralement SUR UN PIÉDESTAL sur la scène, loin du reste de la plèbe. Les lumières brillent sur lui. Il est la personne la plus importante de la salle à ce moment. Il est confiant. Il a l'air totalement bizarre, mais il s'en fout. Tout le monde peut le voir. Tout le monde peut l'entendre. Il peut faire ce qu'il veut et leurs yeux vont suivre.

Les femmes observent avec admiration, portent leurs mains au visage et crient. C'est beaucoup à la fois. La vedette de rock est aussi différente, unique, intéressante et se tient au-dessus du lot autant qu'il est possible.

Ce n'est pas une question d'argent. Demande à n'importe quel gars qui a monté un groupe de musique et qui commence à faire des spectacles pour 500 $ les week-ends. Il revenait rarement à la maison sans une fille à son bras. C'est comme pêcher du poisson dans un tonneau pour lui.

Lui : *« Je joue de la guitare pour le groupe. »*

Elle : *« Oh, vraaaimment ? C'est si merveilleux ! » (jouant avec ses cheveux)*

Pour illustrer davantage l'importance d'être unique, es-tu familier avec le monde des « artistes de la drague » ? C'est une sous-culture hilarante et intéressante d'hommes socialement mésadaptés (nerd) qui ont découvert que leur chance de succès pour « ramasser » une femme peut s'améliorer en faisant et disant une suite très précise de choses au bon moment.

Il s'agit essentiellement de nerds qui ont étudié les femmes comme des rats de laboratoires et qui ont observé comment elles se comportaient dans certaines conditions. Ils identifient quelles sont les actions qui créent ou non l'intérêt. Ils voient quelles actions ont pour résultat d'obtenir le numéro d'une femme et quelles actions leur valent d'être ignorés ou de se faire tirer un verre d'alcool en plein visage.

De toute évidence, l'artiste de la drague n'est pas trop

populaire auprès des femmes et de la société en général. Personne n'aime être traité comme un rat de laboratoire. Personne n'aime un fraudeur qui fait semblant d'être charmant. On veut tous du « naturel ».

Ceci étant dit, plusieurs techniques enseignées par les artistes de la drague fonctionnent. C'est parfois forcé, artificiel et peut faire grincer des dents, mais s'ils font tout comme il faut, ils arrivent à leurs fins : ils baisent plus souvent qu'auparavant. Toutes considérations morales mises à part, c'est une victoire pour eux.

Parmi les concepts importants chez les artistes de la drague, il y en a un qui s'intitule « faire le paon ». Imagine-toi un mâle paon qui déploie ses ailes et les promène devant la femelle. Il dit, *« Est-ce que ce plumage coloré et garni me différencie des autres ? J'ai de très BONS gènes, ma belle. Je fais de beaux bébés en bonne santé. »*

Faire le paon marche aussi chez les humains. Tu dois visuellement de détacher du reste. Tu pourrais être un Apollon musculaire avec la mâchoire découpée et des pectoraux qui bombent ton t-shirt… ou tu pourrais porter un truc flamboyant et ridicule qui fera s'arrêter les femmes et les fera dire « Mais putain…? » Cela pourrait être un imprimé léopard sur un manteau, un énorme chapeau, les ongles vernis… Peu importe. C'est évidemment ridicule, mais imité ainsi le paon ainsi à un but. Cela dit :

« Je suis unique. En plus, je me fous ce que les autres pensent de moi. Cela me rend doublement unique. »

Je ne te recommande pas de te promener avec un siphon
à toilette sur la tête et un ensemble d'anneaux pour les
mamelons rose fluo quand tu es à la maison avec ta
femme… mais le concept sous-jacent est valide. Démarque-
toi d'une façon ou d'une autre. Fous-toi de ce que tout le
monde pense. Ne sois pas dépendant. Ne sois pas nerveux.
Sois unique.

Fais quelque chose qui lui fait dire : « Ouep… J'en ai choisi
un bon. Il est différent de vous, bande de trous du cul. »

Quelques idées :

1— Prends un cours de danse
2— Prends des cours d'arts comme la peinture, la sculpture,
la photographie.
3— Apprends un art martial comme le Jiu-Jitsu
4— Coache l'équipe de sport de tes enfants
5— Mets une œuvre caritative en place
6— Écris un livre
7 — Joue d'un instrument
8— Prends des cours de théâtre

À ce point du livre, ce qui devrait commencer à cliquer dans
ton cerveau est que tout cela n'est pas un « truc ». Ce n'est pas
de la « manipulation ». Ça marche. C'est ce que l'on appelle
« être un meilleur homme ». Comme je le dis dans mon
livre « ET MAINTENANT QUOI? », c'est ce que l'on appelle
être un « Homme indépendant et mentalement en santé
(HIMS) ».

Souviens-toi : les choses qui font de toi un homme meilleur sont les mêmes que celles qui rendent ta femme folle de désir.

Sois son amant — Étape no.4 : tu dois mener et donner le ton de ta vie de couple.

Un mec me contacte et se plaint du manque de sexe avec son épouse. Il me déroule la liste bien connue des traits de pourvoyeur comme gage de sa valeur : il bosse dur, c'est un père merveilleux, il achète des trucs à sa femme, il lui a toujours été fidèle (même s'il a eu des opportunités de la tromper dans le passé — le fait est que tous les hommes mentionnent ça pour quelques raisons), il ne drague pas d'autres filles, il aide énormément à la maison et avec les enfants, etc.

Moi : *« OK… mais qu'est-ce que tu fais de SEXY ? »*

Lui : *« Qu'est-ce que tu veux dire ? »*

Moi : *« Tu sais… comment tu la mets dans l'ambiance? Comment lui fais-tu savoir que tu l'aimes, que tu la trouves attirante et que tu la veux sexuellement ? »*

Lui : *« Je lui dis. »*

Moi : *« Qu'est-ce que tu lui dis ? »*

Lui : *« Que je l'aime. »*

Moi : *« Bien… Tu dis à tes enfants que tu les aimes. Ce n'est pas sexy. Comment passes-tu de cela à sexy ? »*

Lui : « *Je lui fais un massage quand on va au lit parfois. Elle aime vraiment ça. Ensuite, je lui demande si elle a envie de baiser. Elle dit non habituellement. Je ne sais pas quoi faire d'autre. Oh, et parfois, on sort dîner ensemble en tête à tête, quand mes parents peuvent surveiller les enfants. On va au cinéma… des trucs du genre.* »

Wow… comment fait-elle pour se retenir de te sauter dessus Casanova ?

Typique d'un mec. Un gars qui pense comme un gars. Ils croient que c'est un processus en 4 étapes.

1— Se coucher à côté de sa femme.
2— Lui faire un massage ou donner un signal sexuel pas subtil (lui agripper un sein).
3— Lui dire qu'il l'aime.
4— Demander de baiser

Non

Souviens-toi… le soufflé délicat. Ce n'est pas un pétard que tu allumes et que tu regardes exploser. C'est une recette qui a beaucoup d'ingrédients. Cuire ce soufflé prend du TEMPS. Patience.

C'est à toi de donner un ton sexy à ta relation. Si tu t'assois et que tu attends que ta femme amorce le sexe sans AUCUNE action de ta part, tu seras un mec frustré. Je ne veux pas dire par-là de lui faire un massage et de lui dire,

« On baise », je veux dire qu'il faut être beaucoup plus subtil, authentique et consistent sur une longue période.

Voici quelques exemples de petites actions que tu peux faire au cours des prochains mois pour installer le ton propice (NOTE : Ces idées marcheront seulement si tu as ton physique et ton état d'esprit en règle. Accomplis toutes les autres étapes avant tout) :

Quand tu passes près de ta femme à la maison, caresse-la légèrement ou serre-la doucement avec ta main. Juste un petit quelque chose qui dit « Je suis là… Je te vois ma jolie. Je t'apprécie. » Rien de plus. Juste lui serrer doucement le bras ou l'épaule. Une main sur le bas de son dos. Pas un mot.

Tu marches derrière elle pendant qu'elle cuisine ? Donne-lui un baiser derrière la tête. Dis-lui qu'elle est belle. Dis-lui combien tu l'aimes. Va-t'en. Rien de plus.

Elle transporte une brassée de linge ? Ôte-lui des mains. ***Hey chérie, je m'en occupe.*** » Alors que tu attrapes le panier, tu la tires vers toi et tu lui fais un baiser. Dis-lui, « ***Tu es vraiment belle aujourd'hui.*** » Restes-en là.

Elle se prépare le matin devant le miroir de la chambre à coucher ? Prends-lui une fesse et dis : « ***Mmmm. Je l'aime bien celui-là.*** » ***Va-t'en. Rien de plus.***

Tu lui donnes de petites marques d'amour et d'affection. Cela s'appelle planter le décor. Avec ces brefs contacts et baisers, tu rappelles à ta femme qu'elle est plus qu'une mère.

Elle est une femme. Tu prépares le terrain pour une réelle connexion. Tu lui dis que vous êtes toujours un COUPLE et pas juste papa et maman. Tu ne fais PAS ces choses dans le but de baiser. En fait, tu t'en fous si elle te retourne cette affection ou non. Elle pourrait parfois être frustrée de tes caresses et te dire sèchement *« PAS DE SEXE CE SOIR ! »* Ça ne te pose aucun problème. Tu souris simplement et blagues avec elle : « *Wow… perverse. Qui t'a parlé de baiser ?* » Ou un sourire, un simple « Ok » et un changement de sujet feront l'affaire.

Tu ne devrais jamais être dans l'attente d'un résultat lorsque tu montres ces petits signes de connexion. Ses coups de poing verbaux devraient te glisser sur le dos. C'est vraiment important et crucial d'installer le bon ton dans ta relation. Tu t'en bats les deux couilles si tes actions engendrent du sexe ou non. Tes sentiments ne sont pas blessés aussi facilement. Tu n'es pas si dépendant émotionnellement de sa réaction à ce que tu fais.

Note : Les coups de poing verbaux de ta femme PEUVENT devenir un comportement réellement toxique. Le contexte est important. Si elle est offensante ou irrespectueuse sans aucune raison, fais-lui savoir immédiatement. N'attends pas. Remets-la à sa place.

Tu es l'homme, tu l'aimes. Tu l'apprécies. Elle ne veut pas te retourner ces petits moments positifs de temps à autre ? Meh… Pas bien grave. Tu ne fais pas ces choses pour obtenir l'approbation de maman. Tu les fais parce que tu es une créature sexuelle et que tu es amoureux.

C'est une femme. Tu es un homme. Tu es fantastique. Ces brefs moments d'attention sont là pour le lui rappeler. Tu as besoin de dégager l'aura suivante : « Je suis sexy… Je t'aime… voilà, laisse-moi te donner un petit baiser pour te rappeler comment tu comptes pour moi. Maintenant, je dois aller faire quelque chose d'autre. Je suis un homme valeureux. »

Tout comme des cadeaux ordinaires et les corvées, tu fais ces choses parce que tu VEUX les faire. Ton état d'esprit peut se résumer ainsi : ***« Je n'en ai vraiment rien à foutre si tu fais quelque chose en retour ou non »***. Tu projettes une image de valeur, de confiance, de charme et de désir sans un soupçon de dépendance ou d'attente d'une récompense <— c'est quelque chose que tu dois impérativement te rentrer dans le crâne.

La dépendance ne devrait jamais être la fondation de l'amour et de l'affection. Tout ce que cette dépendance fait est de mettre de la pression et du stress sur ta femme. Le sexe ne devrait pas être une corvée ou une exigence en tant qu'épouse, mais plutôt la progression naturelle de votre relation déjà plaisante et sexy.

Avec la dépendance qui prend le large, la pression s'envolent des épaules de ta femme. Elle a soudainement un enfant de moins dans la maison. Elle a un homme. Un homme valeureux qui la désire toujours après tous ces mois/années de négligence.

Ajoute cette légèreté amoureuse à ton nouveau physique,

ton indépendance et tes qualités qui te démarquent… et un jour, elle va ressentir une petite contraction au fond de son esprit, c'est quand le cerveau se met à ressasser toutes ces pensées remplies d'œstrogène et d'anxiété

« Mais qu'est-ce que c'était ? C'était doux de sa part. Pourquoi fait-il cela ? J'aurais dû l'embrasser moi aussi. Est-ce qu'il s'attend encore à baiser ? Ça ne me le dit pas. C'était quand la dernière fois ? Je parie qu'il ne fait cela que pour baiser. J'en ai marre de l'entendre se plaindre. Où va-t-il ? Il a fait cela ce matin aussi. Il ne m'a pas demandé de baiser depuis un bon bout de temps. Il a peut-être trouvé quelqu'un d'autre. Pas possible… Pourrait-il… je veux dire, j'ai vu comment cette fille au boulot flirtait avec lui. Je ne pense pas qu'il ait remarqué… ou peut-être il a remarqué et ils ont une aventure et il essaie de faire comme si de rien n'était. Il va beaucoup plus souvent à la muscu ces derniers temps. Il a meilleure allure que moi. Je parie qu'il pense que je suis dégoûtante. J'ai un affreux corps de maman. Je devrais faire du yoga avec Sally. Attends, est-ce que c'est un nouveau t-shirt qu'il porte ? Quand a-t-il acheté cela ? Peut-être que c'est sa maîtresse qui lui a acheté. Oh mon dieu… est-ce que c'est une crise de la quarantaine ? L'époux à Suzy l'a quitté pour sa secrétaire l'an passé. Mon mari ne pourrait pas faire cela, non ? Ou si ? Ça serait si embarrassant pour moi et terrible pour les enfants. Tout le monde penserait que je suis trop laide pour lui. Je suis sûr qu'il me trompe. Mais s'il ne me trompe pas ? Suis-je une épouse de merde ? »

Épuisant à lire, cela semble familier ? C'est similaire à

l'anxiété qu'elle a ressentie au début de votre relation. C'est la dose naturelle d'inquiétude que tant de gars essaient d'étouffer immédiatement. Mais tu es futé. Tu es différent. Tu sais que c'est une bonne chose. Cela veut dire qu'elle commence à ressentir du désir pour toi à nouveau. Tu laisses son cerveau faire son truc et tu continues d'être le meilleur et le plus séduisant que tu peux être.

IL n'y a rien que tu puisses faire pour empêcher son cerveau de tourner 100 kilomètres à la minute. Ce n'est pas ce que tu voudrais non plus.

« Mais, elle va penser que je la trompe ! »

Et ? Et puis ? Est-ce que tu la trompes ? NON. Tu es simplement le mec fantastique que tant d'autres femmes dans sa situation tueraient pour avoir à la maison. C'est pourquoi elle est anxieuse. Ce n'est pas parce que tu fais quelque chose de mal. Pas du tout. Tu fais tout PARFAITEMENT. Ça lui met de la pression. Ça réintroduit des sentiments qu'elle n'avait pas eus depuis longtemps.

Tu fais des progrès. Répète après moi : Tu ne fais rien de mal.

CESSE D'AVOIR HONTE DE DEVENIR UN HOMME MEILLEUR.

Tu es un bon gars qui fait de bonnes choses dans le but de rallumer la flamme du désir de sa femme… pour que vous puissiez continuer de vivre ensemble dans un mariage heureux. Tout comme tu lui avais promis dans tes vœux le jour de tes noces.

Wow, comme c'est horrible. Espèce de monstre manipulateur. Comment peux-tu vivre avec toi-même ?

C'est peu de temps après que son cerveau parte en vrille qu'elle va décider de consulter une ou deux de ses amies à propos de ta situation. Voici comment la conversation amicale va typiquement se dérouler :

Épouse : « *Je m'inquiète à propos de Steve. Il se comporte bizarrement.* »

Amie : « *Qu'est-ce qui se passe ?* »

Épouse : « *Je crois qu'il fait une crise de la quarantaine.* »

Amie : « *Ah non ! Qu'est-ce qu'il fait ?* »

Épouse : « *Il a perdu du poids… il a commencé à aller à la muscu. Il s'habille si jeune et sexy maintenant. C'est vraiment bizarre.* »

Amie : « *Oh non… c'est comme cela que le mari de Sally agissait avant qu'il la laisse elle et les enfants. Tu te rappelles ?* »

Épouse : « *Oui, je sais. C'est pourquoi je suis inquiète.* »

Amie : « *Est-ce qu'il agit comme s'il te haïssait maintenant ?*

Il t'ignore ? Commence des disputes sans aucune raison ? »

Épouse : « *Non, il est vraiment gentil récemment. Aimant. Il me donne plein de baisers. Il m'agrippe les fesses et des trucs du genre. Il me dit que je suis belle.* »

Amie : « *Oh, c'est très bien. Peut-être qu'il réalise que tu es une perle et qu'il essaie d'être au sommet de sa personne. Il me fait penser au mari de Sara, Joe. Il est fantastique avec elle. C'est probablement le couple le plus heureux que je connaisse. Elle vient de se faire refaire les seins la semaine dernière. Elle dit que c'est un cadeau pour lui... pour l'éloigner des jeunes filles. Ha ! Ils sont aussi partis en croisière la semaine passée. Tu devrais voir les photos. Ils ont très belle allure pour leur âge.* »

Épouse : « *Ouais, je ne me ferais pas refaire les seins de sitôt ! Peut-être que j'exagère. Ça me fait réaliser que j'ai été vraiment chiante avec lui depuis un moment. Il fait toutes ces choses... et il ne demande jamais rien en retour. On n'a aussi pas baisé depuis longtemps. Il ne me met plus de pression,* »

Amie : « *Oh, vraiment ? Ce n'est pas bon. Ça fait combien de temps que vous n'avez pas fait l'amour ?* »

Épouse : « *Je ne sais pas... des semaines ? Peut-être des mois ?* »

Amie : « Oh, ma chère... ce n'est pas bon. Il ne demande rien ? *Un homme ne peut pas passer autant de temps*

sans baiser. Il va exploser. C'est ce qui est arrivé au
mari de Sally. Ils ont eu un enfant et elle ne voulait plus
faire l'amour. Il s'est trouvé une nouvelle copine presque
immédiatement et a demandé le divorce. »

Épouse : « *Je sais. Fais-moi confiance, je comprends. Ça ne
m'aide pas que toutes ces filles le regardent sans arrêt. Il est
si naïf qu'il n'a même pas remarqué. L'autre jour, il a enlevé
son t-shirt et montrait ses nouveaux abdos en nettoyant la
voiture dehors dans l'entrée. Je crois que Karen, la voisine,
a fait une crise cardiaque. Même son mari le fixait.* »

Amie : « *Steve a des abdos maintenant ?! Wow, je ne savais
pas cela. Mon mari n'a pas été en bonne forme depuis…
toujours. C'est bien pour toi, ma belle ! Ton mari est bien
roulé ! Tu as vraiment besoin de prendre soin de lui alors !
Si tu ne le fais pas, fais-moi confiance… quelqu'un d'autre
le fera !* »

Épouse : « *Ouais, je sais. Je crois que je devrais
recommencer à m'entraîner, je suis molle. Haha.* »

Amie : « *Ouais. Wow… je veux dire, non ! Tu as l'air
superbe. Je savais que Steve était en forme ces temps-ci,
mais pas à ce point.* »

Épouse : « *D'accord, ne commence pas à baver toi aussi !
C'est de mon mari que l'on parle !* »

Amie : « *Je sais ! Tu es une fille chanceuse. Ça pourrait ne
pas durer ! J'en profiterais si j'étais toi.* »

Remarque comme elle est passée de « *Je m'inquiète de son comportement étrange* » à « *Ouais, je crois que je suis chanceuse et que je devrais commencer à aller à m'entraîner au lieu de me plaindre* » ? Tu crois que cette conversation sonne faux ou tirée par les cheveux ? Oh que non ! C'est un exemple très réaliste de ce qui pourrait arriver quand ta femme commencera à s'inquiéter de ta transformation.

1. L'épouse est inquiète et énervée par le nouveau comportement de son mari.

2. Elle ne sait pas trop comment digérer le tout et elle se confie à son groupe d'amies.

3. Son groupe d'amies digèrent l'information et fait remarquer que son mari est attirant pour les autres et aimable. C'est plutôt une bonne chose et elle devrait en faire autant.

4. Elle est d'accord pour se remettre en forme et cesse de se plaindre sans raison.

Un sacré paquet de gars, moi compris, ne comprennent pas vraiment pourquoi leur épouse ont besoin de faire valider par leurs copines certains trucs si évidents. J'avais l'habitude de VRAIMENT me fâcher après mon ex-femme quand elle faisait valider toutes les petites choses que je faisais ou disais par son groupe d'amies. Premièrement, je voyais cela comme un manque de respect à mon égard (c'était le cas)

… et deuxièmement, cela faisait que je la respectais moins. Quel genre d'adulte a besoin de sans cesse faire valider par d'autres son opinion à propos de choses tellement simples ?

Cela pouvait être à propos de trucs complètement idiots :

Moi : « *Non chérie. Tu ne vas quand même pas vider la graisse de bacon dans l'évier. Cela peut boucher l'évier et les tuyaux et ce n'est pas bon pour les égouts. Mets ça à la poubelle.* »

Ex-femme : « *Non, je suis sûre que l'on peut jeter ça dans l'évier.* » *Elle continue de verser le tout dans l'évier*.

Moi : « *Non, mets-le à la poubelle. S'il te plaît.* »

LE LENDEMAIN

Ex-femme : « *J'ai parlé avec Sally au boulot et elle dit que l'on ne devrait pas jeter la graisse de bacon dans l'évier.* »

Moi : « *Oh, c'est bien. Je suis ravi que tu aies confirmé avec Sally, la reine-chancelière de la graisse de bacon, juste pour être sûr. Ou tu aurais pu m'écouter pour une fois…* »

Tu dois te faire à l'idée que la plupart des choses que ta femme ressent et la façon dont elle digère tes actions et votre relation sont largement déterminées par son groupe d'amie. Si tu fais quelque chose qui met sa meilleure amie Sally en colère, tu peux être certain que Sally le fera savoir à ta femme sans attendre et qu'elle ne lâchera pas avant que ta femme ne fasse quelque chose.

À l'inverse, si tu fais quelque chose que Sally trouve fantastique… ta femme en entendra également parler. Les compliments de Sally te vaudront BEAUCOUP de point. Sally enclenche le programme pour toi. C'est une très bonne chose.

La leçon : **Les femmes sont des créatures vraiment sociales.** Elles veulent à la fois être guidées et recevoir l'approbation de leur groupe d'amie. Elles veulent être rassurées. Ta femme VA prendre l'avis de Sally très au sérieux et cela affectera ton mariage. En bien comme en mal. C'est comme cela que ça marche.

Ce que tu dois faire, c'est donner le ton dans ton couple afin que ça minimise l'impact des stupides influences négatives comme Sally. Tu veux indéniablement devenir une bonne chose. Tu veux devenir le mec qui active son programme fréquemment. Tu veux devenir le mari dont toutes les autres épouses ont follement envie d'entendre parler. Tu veux que ton épouse soit ton admiratrice numéro un. C'est à ce moment que ta femme se voit elle-même comme un membre de ton ÉQUIPE, plutôt que comme la femme qui se plaint sans cesse de son mari. Quand elle fait partie de ton équipe, c'est vous deux contre le reste du monde.

C'est à ce moment que vous êtes au sommet de votre forme en tant que couple. C'est à ce moment que ta femme sera la plus heureuse… en tant que copilote de votre vie.

Éloigne-la des enfants.

Comme j'ai dit plusieurs fois dans mes écrits, être parents, c'est l'antithèse de l'érotisme. Ces deux mondes ne peuvent pas fusionner. Dans la catégorie « exterminateur de libidos de première catégorie », être parent est quelque part au sommet de la liste (tout près de pandémie mondiale, perte d'emploi et mari flatulent). **Quand ta femme est en mode MAMAN, elle est SEULEMENT en mode maman.**

Plusieurs hommes font l'erreur d'essayer d'introduire des éléments de sexualité dans des situations où ils n'ont simplement pas leur place :

L'épouse est occupée à nettoyer du vomi de bébé et son mari approche et lui agrippe son sein enflé et douloureux. Il semble perplexe et blessé quand elle crie, « **PEUX-TU, S'IL TE PLAÎT, NE PAS FAIRE CELA ?!** »

L'épouse vient de finir de crier après son fils de 15 ans pour la 100e fois à propos d'une   chose stupide que l'ado insiste pour faire. L'épouse a l'air d'avoir fait un aller-retour en enfer. Papa regarde sa femme et lui dit gentiment, « *Alors… tu veux le faire ce soir ? On n'a pas eu la chance de le faire la semaine passée comme tu avais dit que l'on ferait.* » Elle se tourne et change de pièce sans dire un mot.

Maman reçoit un appel de l'école. Le fils de 9 ans s'est battu et a pété le nez d'un autre enfant. L'épouse est vraiment sens dessus dessous. Elle pleure et dit qu'elle ne peut pas croire que son fils est un intimidateur et qu'il ferait quelque chose comme ça ! Son mari la rassure en lui disant que ce n'est pas grand-chose, que les garçons se battent parfois et qu'en plus «Il la fera se sentir mieux ce soir dans la baignoire. » L'épouse regarde immédiatement son mari avec des larmes coulant de son visage. *« Mais t'es dérangé, putain ? »*

Le moment de mettre sa femme dans le bon état d'esprit pour la sexualité dépend entièrement du CONTEXTE. En résumé, avoir des enfants est le meilleur moyen de ruiner la vie sexuelle. Tu n'as pas idée du nombre d'hommes qui m'ont dit que leur femme avait cessé de baiser après l'arrivée du bébé. Le corps et l'esprit de la femme ont totalement changé de mode. *« MODE MAMAN ENGAGÉ : DOIS PROTÉGER LE BÉBÉ. TOUT VIENT EN SECOND SAUF LE BÉBÉ. IGNORER LE MARI. »*

Plusieurs hommes croient que c'est une tactique méchante et manipulatrice pour changer la routine de la part de leur épouse. Elle n'avait besoin de lui que pour procréer. Une fois que le bébé est sorti, elle est devenue libre de tirer un trait sur la vie sexuelle qu'elle n'avait jamais vraiment eue de toute façon. Je suis sûr que cela arrive de temps à autre, mais, le scénario le plus réaliste et moins sinistre est qu'elle VOULAIT avoir de l'intimité avec son mari ; cependant, sous la pression de la maternité, la sexualité s'est retrouvée complètement étouffée. Ce qui naguère venait « naturellement « demande maintenant du « travail » … et comme n'importe quel parent te dira, ajouter du « travail » à ta liste des choses à faire est la dernière chose que tu veux faire.

Ceci est valable pour PLUSIEURS couples, si tu souhaites que vous vous rapprochiez et augmentiez la probabilité d'avoir de l'intimité, tu as besoin de t'évader aussi souvent que possible. Fais-le régulièrement. Les soirées en couples sont importantes, mais c'est un minimum. Vous avez besoin de week-ends au loin. Vous avez besoin de laisser les enfants à grand-papa et grand-maman, les tantes et oncles, un ami… et de partir ensemble à l'aventure en tant que couple.

Je recommande toujours aux hommes de planifier un voyage surprise sans le dire à leurs femmes. Prends en charge toute la logistique pour que cela fonctionne. Trouve une solution pour faire garder les enfants. Planifie le voyage. Paie tout d'avance. Joue le rôle du leader. Ton épouse devrait revenir du travail et voir un époux assis sur le divan avec une malle à ses côtés.

Toi : *« Bienvenue à la maison ma belle. Tu as une heure pour te préparer. Toi et moi on part en voyage. Prends un maillot de bain, une belle robe pour sortir au restaurant et un paquet de vêtements de randonnée. On part pour trois jours. Tout est planifié et arrangé. »*

Elle : *« Euh… quoi ? Et les enfants ? Billy a du base-ball demain et je dois travailler sur ce projet avec Sally. Tu te souviens ? »*

Toi : *« Comme je l'ai dit, tout est arrangé. Les enfants sont pris en charge. Tout est planifié. Tout ce dont tu as besoin de te soucier, c'est de relaxer et d'apprécier un voyage plaisant avec ton mari. Maintenant, je te suggère de te dépêcher… Il te reste 53 minutes pour te préparer. »*

Un paquet d'hommes vont essayer un semblant de « voyage surprise » et se fâcher après leur femme quand elle protestera de toutes les façons imaginables. *« J'essaie d'être un mari fabuleux pour elle ! Pourquoi elle me fait autant chier avec cela !? »* Tu peux concevoir sa réaction comme une sorte de test de virilité. Laisse passer. Évidemment qu'elle va protester. Évidemment qu'elle va être anxieuse. Tu viens d'amorcer un tournant majeur dans sa vie en plus de bousculer sa routine. C'est une mère stressée, comme tous les autres. En plus de cela, elle n'est probablement pas convaincue que tu sois capable d'autant de planification (parce que tu l'as laissé tenir les rênes de la vie de couple depuis tant d'années). Il se pourrait qu'elle ait immédiatement, dans son esprit, sauté à la conclusion *« Laisse-moi imaginer 28 moyens par lesquels il pourrait tout foutre en l'air. »* De plus, si tu lui as mis la pression régulièrement pour la baiser (la fameuse discussion), elle verra sûrement ça comme un autre stratagème pour entrer entre ses jambes.

Ce que tu fais est simple : tu planifies tout. Tu ne laisses pas ses mots te déranger. Tu ne pousses pas pour baiser. Tu apprécies le temps loin des enfants avec ta femme. Tu travailles pour te reconnecter avec elle. Tu lui permets de retirer son uniforme de « MAMAN » et de revenir au bon vieux temps du célibat… ne serait-ce que pour quelques jours.

Est-ce que tu devrais entreprendre des rapports sexuels avec ta femme ?

Voici l'une des questions les plus fréquentes que j'ai reçues de mes lecteurs de la première édition de « Le remède contre la chambre morte : *« Attends… je suis perplexe. Est-ce que je devrais prendre les devants avec ma femme ou non ? »*

Tout est une question de contexte. L'attitude que tu as envers ta femme est importante. Si tu as fait le dur travail décrit dans ce livre, que tu sens que les planètes sont parfaitement alignées et que tu reçois les signaux venant de ta femme comme quoi elle est ouverte à l'idée, détendue et prête pour un peu d'intimité, alors, vas-y, fonce. Sois délicat avec tout cela. Commence lentement. Des petits gestes. Arrête un peu. Agis. Arrête un peu. Rends cela agréable. Fais-en un jeu. N'en fais pas une corvée. N'y va pas en acteur de film porno dès le début. Si elle hésite ou agit comme si elle n'était pas prête, arrête. Pas de problème. Tu es un homme adulte. Tu n'es pas l'esclave de tes couilles. Tu es assez intelligent et mature pour reconnaître que ta femme n'y est pas encore tout à fait. Tu es allé un peu trop vite. Pas grave. On l'a tous fait.

Tu pourrais te rendre compte que ta nouvelle attitude « Hey, ce n'est pas grave » EXCITE sérieusement ta femme.

Tu n'es pas dépendant. Tu es un homme. James Bond ne commencerait pas à s'énerver et à bouder en disant : *« Ce n'est pas juste ! Tu m'as envoyé tous les signaux aujourd'hui ! On est supposé baiser !* »

Sois « cool ». À petits pas. Ce genre de choses prend du temps.

Une vérité gênante et politiquement incorrecte : Les femmes sont beaucoup plus influençables que tu ne le penses.

Après que ma femme m'ait quitté, les voisins des deux côtés de la maison ont divorcé. Les femmes ont quitté leur mari. C'est vrai. Pensez-vous que c'était une coïncidence ? Non. Les femmes se parlaient. Ils comptaient les points. Une petite histoire par-ci et une autre par là et elles ont finis par êtres convaincues que ces petites choses ennuyeuses que leur mari faisait depuis des années n'étaient en fin de compte pas si petites. En fait, elles sont énormes et appellent à repenser tout le mariage. Les pour ont surpassé les contres. Ces femmes ont décidé qu'elles étaient mieux sans leur homme.

Oui, ça peut être aussi stupide et drastique. Ces histoires n'ont rien d'exceptionnel, bien au contraire. C'est précisément pourquoi tu devrais tenir ta femme loin de la fille alcoolique récemment divorcée à son boulot. C'est pourquoi tu devrais avoir une petite alarme qui sonne dans ta tête quand ta femme se rend à une « sortie entre filles » pour la troisième semaine d'affilée et qu'elle te laisse avec les enfants.

Non seulement les amies ont comme une influence majeure sur le comportement au jour le jour des femmes, mais le partenaire romantique d'une femme peut la métamorphoser en un être humain complètement nouveau. As-tu déjà vu une femme qui s'est amourachée d'un nouveau mec et qui a totalement changé de style de vie et sa façon d'être pour ressembler à son amant ? Cela arrive TOUT le temps.

Les femmes ont tendance à être plus agréables et empathiques. Ce trait de personnalité amène à « suivre la vague » et à une tendance à regarder dans la direction des leaders les plus influents. En général, cela fait des femmes le sexe plus soumis.

Quelques exemples réels de femmes qui se sont métamorphosées pour adopter les traits de leurs nouveaux amants :

1.Une mamie quinquagénaire conservatrice, prude, vice-présidente de marketing qui est célibataire depuis 12 ans (son mari l'avait trompé), trouve un homme qui l'allume. C'est un amateur de Harley Davidson et il est membre d'un club de moto. Elle devient rapidement une motarde, tatouée et vêtue de cuir avec des faux seins. Elle et son copain roulent à moto aux quatre coins du pays et vivent un bonheur de tout instant. Elle ne ressemble en rien à la femme qu'elle était auparavant.

2.Une quadragénaire ennuyeuse et « sans libido », mère de trois enfants avec un doctorat à une aventure, divorce de son mari et devient une culturiste tatouée qui participe à des orgies. Quand elle ne n'est pas à des orgies ou à son entraînement, elle est souvent sur les réseaux sociaux pour proclamer qu'elle est « plus heureuse que jamais ! Toute sa famille et ses amies disent qu'elles a changé du tout au tout.

3.Une mère de famille ennuyeuse dans la trentaine avec deux enfants retourne à l'école pour terminer son cursus. Elle finit par coucher avec trois jeunes élèves et divorce de son mari pour partir avec l'un d'eux. Elle s'habille comme si elle avait 20 ans à nouveau, elle se fait percer le nez, teint ses cheveux et ignore ses enfants. Le nouveau copain est sans emploi et passe son temps à fumer de l'herbe dans la cave de ses parents. L'ex-mari a la garde majoritaire des enfants. Si on lui demande, elle dit que son ex a menti et lui « volé « ses enfants.

Les trois scénarios mentionnés ci-haut se sont déroulés dans mon cercle étendu d'amis. Non, ces femmes ne sont pas folles. Ce sont des êtres humains qui sont amoureux. Leurs boutons ont été enclenchés. C'est probablement un nouveau sentiment pour eux. Quand elles sont amoureuses, elles vont se métamorphoser et changer dans la mesure où cela leur permet, selon elles, de garder le nouveau mec. Elles le font inconsciemment. Leur nouvel amoureux les fait se sentir mieux qu'elles ne se sont senties dans toutes leurs vies et elles ne veulent pas perdre cela. Il s'agit, en réalité d'une drogue à laquelle elles sont durablement accrocs.

L'amant a actionné leurs boutons et elles ont réagi de façon vraiment prévisible. Le programme est enclenché. Le cerveau de ces femmes a déterminé que le M. Amant était digne de leur temps, de leur attention et de leur corps. Si cela signifie qu'il faut adopter une nouvelle personnalité et jeter son ancienne vie aux orties, ainsi soit-il.

Non, je ne vis pas dans un monde fou et secret de femmes
infidèles et folles. C'est la vraie vie. Je pourrais te donner
1000 autres exemples bien réels, venant de gars habitants
aux quatre coins du pays, avec lesquels j'ai parlé au cours
des dernières années, sans compter les centaines de milliers
d'histoires en ligne.

Toutes ces histoires finissent par la même phrase : « Ce n'est
pas ma femme. »

Voilà exactement la raison pour laquelle je soutiens qu'il est
possible de rallumer la passion de ta femme « sans libido ».
Crée la bonne atmosphère, diffuse la bonne attitude, appuie
sur les bons boutons… et te voilà en selle.

**Tu veux une salope à la maison ? Fais-en l'une d'entre
elles.**

Tu es le leader. Elle ne devrait avoir qu'à te suivre.

Donne le ton. Sois authentique. Appuie sur les boutons. Elle suivra.

Tu es le gars qui va de l'avant. Celui qui est intéressant, qui a bonne allure et qui est différent des autres maris.

Tu es le premier prix.

Si elle veut te rejoindre dans cette merveilleuse aventure, elle a intérêt à se dépêcher et à le faire.

C'est le ton relationnel que j'ai mentionné plus tôt, où les femmes se métamorphosent en une personne différente. Elle a naturellement vu ce gars qui, dans son petit monde, était simplement si différent et merveilleux qu'elle n'a eu d'autre choix que de se soumettre complètement à lui.

Ces femmes ne se sont pas métamorphosées et n'ont pas adopté un nouveau style de vie, pour faire semblant d'aimer cela et de se forcer à sourire en cours de route. Non, elles étaient avides et heureuses de se soumettre et de prendre le bateau. Cela les calme d'avoir un homme qui a devant lui des plans pour une vie et pour le plaisir. Une chose de moins à s'inquiéter !

L'ironie suprême, dans tout ça est que chaque femme, si elle en a l'occasion, va par défaut devenir la gérante de la famille.

Elle fera des plans. Elle décidera. Au bout du compte, elle commencera à haïr ce travail. Chaque année qu'elle passera à décider seule fera croître le ressentiment et enfouira sa libido encore plus profondément.

Si ta femme fait des plans, tu as sacrément intérêt à te mettre au garde-à-vous. Ne mets pas tes mains derrière ta tête sur le fauteuil en te relevant les pieds en te disant : « Oh, très bien. Je n'ai pas à m'inquiéter. Ma femme peut s'en charger. » Tu devrais t'impliquer, donner ton opinion et trouver où tu peux aider. De façon graduelle, essaie de t'accaparer progressivement la gestion des tâches. « OK chérie. Tu vas faire ça et ça… et je m'occupe de ces trois autres choses. »

J'ai entendu plus d'une femme dire : « J'aimerais juste pour une fois ne pas avoir à prendre toutes les décisions à propos de tout. Un jour, j'aimerais ne pas avoir à PENSER et juste laisser quelqu'un d'AUTRE le faire ! » Quand ta femme dirige la famille et la vie de couple, l'humeur générale est toujours à frustration et à la colère. Elle va se fatiguer de jouer à la maîtresse des tâches et de l'homme qui se soumet aussi facilement à ses règles. Elle ne veut pas être la leader de la tribu chaque jour.

Elle en a assez de voir ton linge sale sur le plancher, de voir ta bedaine de bière grossir, de t'entendre te plaindre du manque de sexe, de te voir ignorer les tâches qui ont besoin d'être faites (ou pire, de faire ces tâches et de chercher son approbation) et d'être la seule à appeler et préparer tous ces événements familiaux importants.

Elle veut un homme qui prend les choses en main et qui
cherche à s'améliorer lui et sa famille. Elle veut un homme
intéressant. Elle veut un homme qui n'a pas peur de dire ce
qu'il pense d'elle et de leur vie de couple à n'importe quel
moment. Elle veut un homme qui ne va pas tolérer ses
conneries.

En résumé, elle veut tout avoir.

Elle veut se soumettre à un homme qui la pose sur le siège
arrière de sa moto et qui dit : « Agrippe-toi » alors qu'il
se faufile dans le trafic sur son chemin vers l'aventure et
l'inconnu.

Ce gars-là baise.

Chapitre 5
« C'est de la manipulation »

Si jamais un jour tu t'essaies à parler autour de toi des façons d'être un homme meilleur et d'avoir plus de succès avec les femmes, tu vas probablement entendre quelque chose comme ce qui suit :

« C'est de la manipulation. Tu n'es pas authentique. »

En t'améliorant physiquement, en t'éloignant de ta famille pour te concentrer sur toi, en ne tolérant plus les écarts de conduite de ta femme et en étant ouvert avec ta sexualité… tu es « manipulateur » ? Sérieusement ?

Voici ce que les gens veulent dire par là :

« Tu n'es pas TOI en vérité. On préférerait de loin voir le vrai TOI et non un gars pas authentique, qui évolue dans la vie en faisant semblant d'être plus que ce qu'il n'est RÉELLEMENT. Si tu es un vrai bon gars de manière générale, alors c'est fantastique. Si tu n'es qu'un faible qui fait semblant et qui ESSAIE d'être un gars génial, alors non… ce n'est pas bon. Nous allons ouvertement te ridiculiser pour cela. »

Souviens-toi, les gens veulent s'associer à un homme « naturel », pas à un gars qui apprend à être meilleur et plus attirant. Bien sûr, le concept de « naturel » est ridicule. Personne n'est venu au monde avec une connaissance innée des façons d'être attirant et de baiser fréquemment. Ils ont appris en observant les autres au fil des années.

Regarde ceux qui essaient de te ridiculiser. Regarde qui est le plus virulent face à tes comportements « manipulateurs ».

1. Les femmes. Ce sont ces mêmes femmes qui vont se mettre du mascara, teindre leurs cheveux, mentir à propos de leur âge, porter des leggings en spandex pour cacher leur cellulite et mentir sur le nombre d'hommes avec qui elles ont couchées.

Ces mêmes femmes s'inquiètent du fait que les hommes soient « manipulateurs » ? Sérieusement ? Bien sûr. C'est leur jeu, pas le tiens.

Le fait d'être faux dans le jeu de la séduction est accepté comme relevant du domaine des femmes, pas de celui des hommes. L'homme doit présenter sa VRAIE nature pour qu'ainsi, les femmes ne puissent pas faire l'erreur de choisir le mauvais gars. Souviens-toi : c'est une grosse décision pour une femme que de choisir un homme. Il y a beaucoup de choses qui entrent en ligne de compte (les bébés, les ressources, etc.). Elle ne peut pas se permettre de tolérer les conneries.

La règle du « pas de manipulation » ne s'applique pas à elle. La manipulation est un élément essentiel du jeu de la séduction de la femme. Il est du ressort de l'homme de distinguer ce qui est vrai de ce qui ne l'est pas. Plus l'homme est dans les ténèbres, mieux c'est.

Pour les hommes, jouer à ce jeu de manipulation est tout simplement effrayant.

2. Les hommes faibles. Il y a une hiérarchie de domination bien comprise de tous les hommes. Constitue un groupe de mecs et quelqu'un deviendra inévitablement le chef. Le reste s'alignera derrière lui. Représente-toi ceci comme une pyramide de pouvoir. Les rares plus forts sont au sommet et les autres occupent les places inférieures.

Le même concept s'applique au monde des relations de couple. « Le chien alpha remporte toutes les chiennes », comme ils le disent. Quand un homme au bas de la pyramide voit alors que les quelques hommes au sommet ont accès à toutes les femmes, le ressentiment grandit en lui. Il a toujours ce besoin urgent de baiser le plus de femmes possibles, alors il fait ce qu'il peut pour jouer des coudes jusqu'au sommet de la hiérarchie et réclamer son dû. Cela peut se traduire par des tentatives de sabotage des efforts des hommes de haut rang (en d'autres mots, de leur rabattre les couilles). Cela peut aussi se traduire par l'établissement de relations d'amitié avec les filles, dans l'intention sournoise de les baiser un jour en fin de compte (essayer de se sauver de la friend zone).

Ce sont eux, les vrais hommes effrayants. Ils sont manipulateurs et hypocrites jusqu'à la moëlle.

Ces hommes sont les premiers à rabaisser les efforts que tu fais pour devenir un homme meilleur. Méfie-toi d'eux, bien qu'il faille en principe les ignorer complètement. Leur mentalité de perdant est contagieuse. Souviens-toi, leurs inquiétudes ne viennent jamais d'une véritable empathie, mais plutôt d'un esprit de compétition. Ils essaient de saboter tes efforts en tant qu'homme qui veut s'élever dans la hiérarchie.

Les gens mettent souvent les hommes et les femmes dans des catégories et des rôles simplistes. *« Toi… Tu es un pourvoyeur. Toi… Tu es une maman. Toi… Tu es une pute. »* Quand tu sors de ces petites boîtes dans lesquelles ils t'ont mis, les gens réagissent avec hostilité et désaveu.

C'est particulièrement vrai si tu empiètes sur leur territoire.

Observe le gars dépendant, mais si gentil, qui marche vers la jolie fille au bar et qui lui dit qu'elle a un corps fantastique, ou pire… qui essaie de la toucher. Imagine l'entretien d'embauche de la fille légèrement vêtue comme une « pute » pour un poste à la crèche du coin.

La réaction est toujours identique, elle est basée sur quelques variations du thème suivant : *« Uhhh… qu'est-ce que TU fais ICI ? N'es-tu pas censé être AILLEURS ? Accepte ton rôle dans la vie ! »*

Tu pourrais être confronté aux mêmes manifestations d'hostilité, de scepticisme ou de colère quand tu essaies de te débarrasser de ton comportement de Pourvoyeur/ Timide/Chic type, dans l'espoir d'obtenir plus de points d'amant et les récompenses qui en découlent. Tu as joué le même rôle depuis des ANNÉES. Les gens ne sauront pas quoi penser de ces changements aussi radicaux dans ton comportement, certains vont ouvertement te détester à cause de cela.

Ceci est vraiment troublant pour bon nombre d'hommes.
« Je suis toujours le même chic type ! » qu'ils disent à
leur partenaire et à leurs vieux amis… et ils se font haïr
davantage. Pourquoi ? Parce qu'ils ont échoué à leur test
de virilité. En fait, ils RESPECTAIENT le nouveau toi bien
plus que l'ancien. Ils t'ont légèrement piqué avec un bâton
pour voir si ces changements étaient réels. Tu t'es replié.
Maintenant, ils savent que tu appartiens au groupe des
hommes faibles et manipulateurs que tout le monde déteste.

Souviens-toi : tu essaies de t'améliorer, par là-même,
d'améliorer ta situation conjugale. **Tu ne fais rien de mal.
Garde le cap. Tu fais des progrès.** Toutes les personnes qui
ont connu un minimum de succès pourront te dire que le
phénomène des gens qui essaient de te tester et de t'écarter
de ta mission est particulièrement répandu.

Au bout du compte, si tu fais le travail correctement, ils vont
se joindre à ta quête avec plaisir.

Chapitre 6

« Putain de merde, ça marche »

« Travaille dur et en silence, laisse le succès faire du bruit. »

Anonymous

Ton moment « Eurêka ! » est arrivé

Il t'aura fallu des mois d'effort pour réaliser ces changements difficiles… mais finalement, tu y es arrivé.

Tu rentres un soir à la maison et ta femme t'envoie un texto dès que tu as passé le pas de la porte. Il dit simplement : *« Viens dans la chambre à coucher »*. Tu vas vers ta chambre en t'attendant à un désastre majeur qui requiert ton attention. Peut-être qu'il y a encore une guêpe dans le placard ou que le chien a fait un énorme caca sur le tapis. Tu marches dans le corridor, tu tournes le coin et tu es ébahi de voir ta femme, nue et recouverte d'huile de massage, allongée sur le lit et disant : « Il était temps que tu arrives. »

Putain de merde. Ça marche. Tu as actionné les bons boutons dans le bon ordre et son engin sexuel est à nouveau en feu.

Tu as réussi. Mais attends… Il y a un mais. Il y a toujours un mais. Tu croyais que cela serait aussi facile ?

Il se pourrait que tu ne la désires plus désormais.

« Attends, quoi ?! Ça ne se peut pas ! » te dis-tu à cet instant précis. Ouep. C'est commun. C'est « l'inconvénient » lorsqu'on passe par des changements majeurs et qu'on s'améliore drastiquement.

TU ES DÉSORMAIS CONSCIENT DE TA VALEUR.

Voilà exactement pourquoi tes changements de comportement soudains rendaient ta femme si nerveuse. Ce qu'elle savait au fond d'elle était vrai : elle pourrait ne pas être à la hauteur de ton nouveau niveau d'amélioration personnelle. Les grandes améliorations de ton apparence physique, de ta confiance et de ton attitude en général ont aussi mis au jour ses propres failles en tant que partenaire.

Soyons honnêtes, ta femme n'est plus une jeunesse désormais. Elle sait que ce n'est pas rare pour un homme plus vieux et bien roulé d'avoir une copine qui a la moitié de son âge. Elle sait qu'elle ne peut pas rivaliser avec Buffy, la petite gonzesse bien roulée de 22 ans qui fait baver tous les gars de la salle de sport. Tout le mascara, les implants mammaires et les vélos elliptiques du monde ne suffiront pas à contrer les ravages du temps pour lui permettre de se comparer avantageusement à cette pute de Buffy au niveau le plus primitif et superficiel de la désirabilité. Elle ne le sait que trop. Elle a vu les vidéos pornos qu'elle t'a surpris à regarder. Elle t'a vu inconsciemment regarder des filles en public. Elle sait ce que toutes ces femmes ont en communs. Elle sait ce qui t'excite.

Elle ne peut pas non plus effacer comme par magie les années de ressentiment qui se sont accumulées en toi après avoir été privé pendant si longtemps d'intimité sexuelle. C'est en ce moment, une épouse nerveuse et anxieuse et pour de bonnes raisons.

Tu es frustré. Tu es en chaleur. Tu es un homme de haute

valeur au milieu d'un océan de belles femmes célibataires. Tu as reçu des avances et tu as été approché par quelques-unes de ces femmes au cours des derniers mois. La belle Buffy à la salle de sport t'a même dit salut et t'a souri l'autre jour. Cela ne t'était jamais arrivé avant. C'est exaltant. Ces femmes actionnent sans arrêt tes boutons d'hommes des cavernes.

Pour être totalement honnête, à côté de ces femmes, ton épouse paraît vraiment « bof » et disgracieuse. Tu as terriblement honte de te sentir ainsi, mais c'est comme ça. Elles sont bien roulées. Ta femme ne l'est pas. Ta femme a cessé depuis longtemps de vouloir gagner ton admiration et ton affection.

Tes changements radicaux t'ont ouvert les portes d'un monde nouveau. Un nouveau cercle d'amis. Tu passes désormais ton temps entouré de gens qui veulent évoluer et s'améliorer. De nouveaux copains. De nouvelles admiratrices. En conséquence, ton admiration et ton attirance pour ta femme ont diminué. Rentrer à la maison pour la retrouver n'a plus le même intérêt que naguère. Être en compagnie de ta femme est même plutôt déprimant.

« Heureusement » pour toi, ta femme s'est finalement réveillée et s'est dit : ***« D'accord… Je vois à quel point tu t'es amélioré, M. Époux. Maintenant, je suis réellement excitée et je vais joyeusement te donner accès à mon corps. S'il te plaît, viens dans la chambre à coucher pour recevoir ta récompense. »***

Tu as eu à sauter à travers BEAUCOUP de cerceaux
pour en arriver à ce point. Des trucs vraiment durs. Des
améliorations qui changent une vie. Des sacrifices. Elle a
simplement eu à s'asseoir là et déclencher l'interrupteur
dans sa tête, s'allumer et finalement réaliser à quel point elle
a marié un gars merveilleux de façon générale.

C'est à ce moment-là que tu pourrais ressentir une énorme
satisfaction en la regardant dans le lit et en lui disant : « ***Pas
ce soir chérie. J'ai mal à la tête*** » alors que tu t'en vas en
agitant les bras comme si tu venais de marquer un but en
coupe du monde.

Ne sois pas ridicule. Ne sois pas une petite connasse
vindicative. Sois un homme.

La vie te réserve un paquet de tests et de tentations et
cela en est une. Mon conseil est d'être le chef. Montre-lui
comment on fait les choses. Mets ton ego de côté. C'est ton
heure de gloire. Baise cette femme comme elle n'a jamais été
baisée.

Prends toutes ces frustrations et emporte-les dans ta
chambre à coucher. Ton attitude devrait être la suivante :
« Voilà, laisse-moi te montrer ce que tu as raté pendant tout
ce temps. » Fais-en sorte qu'elle arbore un sourire démesuré
et qu'elle boite pendant des semaines.

Tu as prononcé des vœux. Tu les respectes. Tu es un
homme. C'est ce que tu fais. Si chacun de nous désertait
chaque fois que l'herbe est plus verte chez le voisin, il n'y

aurait aucune stabilité dans la vie. La structure familiale
se dissoudrait. On ne serait qu'une bande de trous du cul
égoïstes sautant d'une personne à l'autre jusqu'à ce que l'on
ait 80 ans et que l'on réalise que l'on aurait simplement dû
travailler plus fort pour faire fonctionner nos relations de
couples au lieu de déclarer forfait et de se sauver quand les
choses deviennent compliquées.

L'herbe n'est pas plus verte chez le voisin. **L'herbe est plus
verte là où tu l'arroses.**

Emploie ton nouveau charisme, ta nouvelle énergie
et ton amour-propre comme un guide pour les futurs
comportements de ton épouse. Le nouveau mot d'ordre
est le suivant : « C'est ainsi que les choses se déroulent
désormais. » Tu vas mener la danse. Tu vas être fabuleux
et attirant et elle va apprécier et te rendre la pareille. Elle
consacrera la même intensité d'efforts à son développement
personnel et au travail sur votre mariage.

Tu le vaux et elle le vaut également.

Le résultat sera sexy, plaisant et positif. Oui, cela sera dur.
Vraiment dur. Voilà pourquoi on entend souvent que « *Les
relations de couples demandent beaucoup de travail* ».

Là encore, tu n'es pas en train de lui dire : « *Femme,
baise avec moi ou je te quitte !* » Cela signifie que tu es
parfaitement au courant de ce qu'une chambre morte
signifie. Cela signifie que la relation était en bout de course.

Tu as fait TOUT ce que tu pouvais pour remédier à la situation, maintenant, c'est à elle de faire la même chose. **Il faut être deux pour danser après tout.**

Au sujet de la « baise de charité »

Après la publication de ma première édition de « Le remède contre la chambre morte », quelques-unes des questions les plus souvent posées par les lecteurs tournaient autour du sujet de la « baise de charité ». La « baise de charité » désigne le sexe que nos épouses offrent même si elles ne sont manifestement pas excitées du tout. Elles le font par obligation… ou pour nous fermer le caquet. N'importe qui avec un peu d'empathie et un brin d'intelligence sociale peut détecter la « baise de charité » à des kilomètres à la ronde.

Souvent, quand un gars se lance dans l'aventure du développement personnel, l'épouse va s'en rendre compte immédiatement.

Au début, ça commence ainsi : « ***Hmmm… il se passe quelque chose de bizarre.*** » Elle va creuser, sonder et observer pour trouver quelque chose d'insidieux qui remonte à la surface. A défaut de découvrir quoi que ce soit de menaçant, elle se trouve alors face à ce constat : « ***Oh, il s'améliore. Il devient plus attirant. Maintenant, j'ai un peu peur de pouvoir le perdre et que toute mon existence confortable prenne fin.*** » Bien que cela puisse être le début d'un processus authentique d'attirance et d'appréciation, ce n'est pas la totalité des ingrédients de la recette du ragoût « Ma femme est folle de moi » que tu recherches.

Ta femme : « ***On peut baiser ce soir si tu veux.*** » Cela peut se produire assez rapidement. Après tout, grâce à « l'intuition féminine », elles peuvent capter les changements dans les dynamiques sociales relativement aisément. Elle sait qu'il se passe quelque chose, elle sait que cela peut mener à quelque chose de vraiment « mauvais », alors elle emploie ce qu'elle pense être la méthode béton pour ramener son mari dans le droit chemin : *elle lui offre du sexe.*

Mon avis sur le sujet : *Tu n'as pas à avoir des relations sexuelles que tu ne veux pas avoir.* Si tes yeux et ton cœur te disent : quelque chose ne tourne pas rond », que tu es sûr qu'elle t'offre du sexe pour de mauvaises raisons, alors refuse poliment. Je crois que tu devrais être aussi honnête que possible : « *Chérie, on n'a pas à le faire. Je comprends que tu RESSENTES la nécessité, mais tu n'en es pas obligée. Vraiment. Ton langage corporel est clair comme de l'eau de roche. Tu n'as pas l'air du tout d'avoir envie. Je préférerais mieux attendre que tu sois 100 % confortable et vraiment dedans. OK ? Honnêtement… pas de problème du tout. Je comprends parfaitement. Je t'aime, ma belle.* »

Wow, ta femme ne saura plus quoi penser. Elle n'en sera que plus anxieuse, préoccupée et désemparée… et elle te respectera sacrément plus. Pourquoi ? Parce que tu es un homme qui n'est pas l'esclave de ses couilles. Tu n'es pas un ado en rut qui se rue sur la première opportunité. Tu es un homme avec une intelligence sociale et le courage de dire : « *Je comprends ce qui se passe ici… ce n'est pas bon. Non merci.* » C'est le modèle de « l'Homme Indépendant et mentalement en santé » (HIMS) que je décrivais plus tôt.

Tu veux de la passion et du désir. Ta femme aussi. Sois le chef et montre-lui ce qui est acceptable et ce qui ne l'est pas. Montre-lui que tu ne vas pas de contenter des restes. **Tu peux attendre d'avoir tous les ingrédients du festin sexuel** que tu mérites.

Ne te laisse pas piéger par le confort

Fais-moi confiance, ça ira TRÈS vite pour effacer tous les efforts que tu as faits pour réaliser ces changements positifs. Parfois, il semblera que le monde entier conspire contre toi pour te rabaisser et écraser tous les résultats positifs. Il y aura des tentations à tous les carrefours. De la bouffe délicieuse à manger. Des dimanches en robe de chambre avec une pile de crêpes et un fauteuil qui t'appelle. Des amis qui se moquent de toi parce que tu t'entraînes autant. La famille qui s'inquiète de voir que tu as maigri autant : *« Es-tu malade ? Tu ne manges pas assez ! »*

Ce qui t'ébahira le plus, c'est que ta FEMME semblera être la plus acharnée à saboter tes efforts. C'est vrai, la personne qui (hormis toi) bénéficie le plus de tous tes changements tentera le tout pour le tout pour te rabaisser.

Tu croyais avoir subi des « tests » auparavant ? Bien, attends. Tu n'as rien vu encore, amigo. Tu vas lui présenter un nouvel homme qui actionne ses boutons et fait décoller son engin sexuel à nouveau. C'est énorme. Ce n'est pas un événement banal. Cela chamboule tout. Son cerveau va commencer à crier : *« C'EST FABULEUX... ASSURE-TOI QUE C'EST BEL ET BIEN VRAI ! »*

Tu recevras de petites insultes à des moments étranges. Tu auras des plaintes. Elle essaiera de te ridiculiser parce que tu vas à la musculation. Elle t'interrogera sur le pourquoi de ta nouvelle tenue. Elle sera plus jalouse. Elle recommencera à se mettre en colère parce que tu regardes une femme au centre commercial pendant une demi-seconde. Elle pourrait même te culpabiliser pour cela.

Tu devrais t'en foutre totalement.

C'est le moment où plein de gars se replient… et ils doivent tout recommencer : ***« Bien, je veux dire… elle ME procure du sexe désormais, alors peut-être que je devrais me calmer un peu. »***

Ne pense même pas à changer. Tu seras de retour à ton ancienne vie plus vite que tu peux dire pornub.com.

Observe ce qu'elle fait, pas ce qu'elle dit.

Observe l'apparence de ta femme. Je parie qu'elle s'est améliorée. Le sexe est plus fréquent. Quand elle n'est pas en train de te tester de façon aléatoire, elle est plus souriante et énergique. La flamme est revenue.

Le mariage se porte mieux de façon générale.

Reconnais les intentions et les sentiments derrière ces tests aléatoires venus de ton épouse. C'est de la peur, pas de la colère. C'est de l'insécurité. Elle a peur de te perdre et elle a aussi peur de baisser sa garde devant un homme qui pourrait ne pas être authentique. Elle a peur de faire confiance à un fraudeur. Réconforte-la en continuant d'être le meilleur homme que tu puisses être. Témoigne-lui de l'amour et de l'appréciation. Continue de t'améliorer. Ne tolère pas ses conneries… et baise-la avec la puissance d'un millier de hyènes enragées. Souviens-toi, avec le sexe viennent les scènes. Avec les scènes vient le sexe. Cela fait partie du jeu.

Chapitre 7
Ça n'a pas marché

« L'échec est seulement l'opportunité de recommencer, plus intelligemment cette fois »

Henry Ford

Je ne vais pas te raconter de conneries. Tous ces efforts pourraient bien ne pas rallumer la flamme de ton épouse.

Oui, c'est vrai. Tu pourrais bien devenir la meilleure version possible de toi-même, cesser de faire les 5 erreurs, cesser de tolérer les conneries de ta femme, être un bon amant, être un bon chef… et elle pourrait toujours n'avoir en aucune façon envie de baiser ou d'avoir un rapport intime avec toi.

Alors, que ce passe-t-il à ce stade ?

Bien, il y a tout un éventail de possibilités. Cela pourrait être un truc terrible, qu'elle ait un amant et qu'elle t'ait mis de côté depuis longtemps. Il se pourrait qu'elle ait un sacré paquet de ressentiment à ton égard (peut-être pour des raisons très valides) et qu'elle voie ton évolution et tes changements comme arrivant trop tard dans la partie. Cela pourrait être hormonal. Est-elle en préménopause ? Les hormones peuvent avoir un effet radical sur la libido d'une personne. Pour plusieurs femmes, la ménopause signifie qu'elles ferment ce chapitre de leur vie sexuelle pour de bon.

Il se pourrait qu'elle n'ait jamais été attirée sexuellement par toi et te voyait seulement comme un pourvoyeur de ressource pour elle et ses futurs enfants.

Plusieurs fois, un homme à cette étape du jeu en vient à

avoir les idées claires et a un grand nombre de révélations
à propos de son mariage. Le brouillard de son ancien rôle
de pourvoyeur s'est dissipé et il voit désormais les choses
avec davantage de recul. Celle qui était naguère une femme
avec qui il élevait des enfants et prenait soin d'un foyer est
maintenant une personne vraiment colérique et froide qui
ne lui a pas témoigné d'affection depuis des années.

Il a été marié à une authentique pétasse de première. Plus il
pense au temps passé ensemble, plus l'opinion qu'il a de sa
femme se dégrade.

Les épouses qui en ont « assez » de leur relation ne vont
généralement pas aller vers leur mari et dire : « C'est fini »
(à moins qu'il n'y ait un autre homme dans le décor). A la
place, elles vont petit à petit semer les graines du dédain
dans l'espoir que l'homme remarque les indices pas si subtils
et enclenche la procédure. Cela permet aux femmes de
sauver la face et de jouer les victimes, tout en sortant de
cette horrible relation de couple qui leur pourrit la vie.

Gagnant-Gagnant pour elle.

Ce qu'elle ne sait pas est que son homme est tellement
conditionné et brisé qu'il redoublera d'efforts sur ses
attributs « positifs » (les cinq erreurs) dans l'espoir d'arranger
le tout.

Les hommes utilisent leur sens de « l'honneur » comme gage
de courage, alors qu'il s'agit en fait simplement d'une excuse
pour se soumettre à leur femme qui ne ressent plus que du

dégoût.

J'ai entendu des histoires horribles de la part d'hommes dont les femmes les traitaient avec un dédain qui dépasse l'entendement. Un homme a pris sa femme sur le fait en train de cracher dans son verre alors qu'elle pensait ne pas être vue. Un autre a trouvé des SMS de sa femme adressés à un autre homme, où elle disait espérer que les traitements pour le cancer de son mari ne marchent pas afin qu'il puisse se dépêcher de mourir. Un autre homme a vu sa femme se moquer de son asthme devant un groupe d'amis… En roulant des yeux avec dédain.

Les femmes sont des êtres humains. Elles sont capables de comportements sacrément malveillants. Si elles se sentent coincées (comme prises au piège dans une vie ennuyeuse avec un homme pour qui elles ont perdu tout respect), elles vont se défouler. Elles pourraient avoir du ressentiment et une haine sans bornes pour leur mari, et agir de la sorte.

Alors, pourquoi TA femme ne répond-elle pas positivement à ce que TU fais?

Qui sait? Qui en a quelque chose à foutre?

Alors que tu arrives à ce point de ta transformation, un déclic devrait se produire dans ton cerveau. J'ai fait allusion à cela dans le dernier chapitre quand j'ai mentionné la possibilité que tu n'aies plus de désir sexuel pour ton épouse.

Tu es seulement responsable de toi. Tu n'es pas responsable de l'opinion et des actions d'autrui. Parfois, c'est décevant et incroyablement douloureux. Ça peut être aussi extrêmement libérateur.

Tu peux enfin être qui TU as envie d'être.

En gros, c'est la vie.

Souviens-toi toujours d'une chose : **les relations, de par leur nature, sont vraiment difficiles.**

N'importe qui qui te dira le contraire est soit en train de te raconter des conneries, soit par miracle tombé sur la partenaire parfaite, soit tout simplement d'un « naturel » adapté à la navigation sur les eaux turbulentes des relations. Ils pourraient être les rares élus qui donnent l'impression que tout ce jeu semble facile.

Pourquoi est-ce que je dis que les relations sont si difficiles ? Bien, ça pourrait donner matière à débat, évidemment, mais j'en suis venu à une grande conclusion après mes propres mariages, les histoires de milliers de lecteurs et les heures passées à faire des recherches et de la lecture sur le sujet :

Le mariage, tel qu'on le connaît, n'est pas fait pour la plupart d'entre nous.

Le mariage demande certaines dispositions, une certaine personnalité et un ensemble spécifique d'aptitudes de vie et relationnelles que la plupart d'entre nous n'ont simplement pas à disposition.

Si tu prends le temps d'observer l'interprétation moderne du mariage, c'est quasi impossible de tout faire comme il faut, bordel. Ceux d'entre nous qui veulent se marier se disent :

1.Je veux être marié à mon meilleur ami.
2.Je veux être marié à quelqu'un qui gagne bien sa vie. Gagner sa vie est dur. On a besoin d'argent. On a besoin de sécurité.
3.Je veux être marié à quelqu'un que j'admire. Je ne peux rester avec quelqu'un que je ne respecte pas.
4.Je veux être marié à mon amant. Je veux avoir du désir pour lui au quotidien et vice-versa.
5.Je veux être marié à quelqu'un qui prendra soin de moi. Je pourrais tomber malade ou devenir handicapé et je veux que mon époux soit là pour moi, peu importe.

Ce que nous disons peut se résumer ainsi : « *Je veux une seule et même personne qui satisfasse tout mes besoins relationnels, à partir de maintenant et jusqu'au jour où je mourrai. Je veux un ami, mes parents et mon partenaire sexuel, le tout emballé dans la même personne.* »

Wow… c'est beaucoup de pression. C'est une sacrée liste de critères.

Pas surprenant que cela échoue aussi fréquemment.

Mais mon pote… quand ça marche… c'est une belle chose.

Est-ce que ça vaut tous les efforts ? Es-tu d'attaque pour

ce défi ? Bien, malheureusement, tu n'es que la moitié de l'équation. Elle doit le vouloir aussi… et elle pourrait très bien ne pas partager le besoin ou désirer améliorer la situation maritale actuelle, quoi que tu fasses.

Ça craint, mais c'est extrêmement courant. Ta femme a jeté l'éponge quant à votre mariage.

Ne te sens pas trop mal. Ce n'est pas le moment de se morfondre. Tu es désirable. Le nouveau toi pourrait baiser avec une belle fille qui voudrait juste s'amuser avec un gars exactement comme toi la semaine prochaine… Ton épouse qui dit « Dégage » ne devrait PAS être un événement majeur qui fracasse ta réalité. C'est simplement un détour sur le chemin de ta vie. C'est dur… mais pas inattendu et surtout pas la fin de ta vie. En fait, le plaisir ne fait que commencer, comme tu l'apprendras rapidement.

Bonne leçon de vie pour toi : ne mesure pas ta valeur en te basant sur l'opinion des autres. Tu as fait beaucoup trop d'efforts et de bonnes choses à ce stade pour te dire : *« Si elle ne m'aime pas, alors il doit y avoir quelque chose qui cloche avec moi. »*

Peut-être que oui. Peut-être que non.

Qui en a quelque chose à foutre ?

Tu devrais être satisfait de pouvoir te dire que tu as fait TOUT ce que tu pouvais pour sauver ton

mariage. Tu as présenté à ta femme le meilleur «mari»
possible. Tu as accepté le défi du mariage et tu l'as relevé
avec brio. Tu as travaillé dur. Tu as fait tout comme dans le
livre.

1.   Tu es objectivement plus attirant
2.   Tu es en meilleure santé
3.   Tu as plus d'énergie
4.   Tu as des limites mieux définies et tu es plus confiant
5.   Les autres femmes te trouvent attirant.
6.   Les autres hommes t'admirent.
7.   Tu as fait savoir à ta femme tes intentions et ton
attirance pour elle.
8.   Tu es un mari aimant et attentionné.

Toutes ces choses positives sont le fruit de tes efforts
incroyables. Toujours est-il que ta femme dit : *« **Mouais… Je
ne pense pas.** »*

Bien, c'est son problème.

Tu es un putain de bon mari. Tu es un homme bon. Ne
l'oublie jamais. Avec ou sans ta femme, tu es toujours TOI.

La chambre morte signifie qu'il y a un problème majeur
dans ta relation. Tu as essayé tout ce que tu pouvais pour
raviver ta vie amoureuse. Tu as été rejeté. Ta relation
romantique est terminée. Il est temps de quitter ton épouse.

Tu es surpris que je te suggère d'en finir avec ton mariage ?
Souviens-toi de ce que j'ai dit au début de ce livre : *« **Ce livre***

*a été écrit pour les hommes hétérosexuels en couple qui
désirent avoir davantage de relations sexuelles. »*

Je n'ai pas dit : « *Davantage de relations sexuelles avec ton
épouse* ».

Tu es un homme beau, confiant, intéressant, en forme, viril,
bon, gentil et travailleur. Je te le promets.

Tout ira très bien.

Questions fréquemment posées et commentaires

Après avoir écrit la première édition de « Le remède contre
la chambre morte », j'ai reçu un PAQUET de courriel de
lecteurs. Voici ici les questions les plus fréquemment
posées:

---

*« Je veux m'absenter de la maison davantage. Tu as dit
dans le livre que l'amant ne dit pas vraiment à sa femme où
il est ni ce qu'il fait. J'ai essayé et ma femme a pété un câble
et a dit que ce n'était pas une bonne chose. Elle ne savait
pas si j'étais vivant ou mort. »*

Bien… l'archétype de l'amant fréquente et baise plein de
femmes différentes lui aussi. Je ne te suggère pas ça puisque
tu es un homme marié… tout comme je ne te suggère pas
de t'absenter sans dire à ta femme où tu vas. De la même
manière, je ne m'attendrais pas à ce que ma femme fasse
cela. Ça serait étrange.

Quand tu es un homme marié avec des enfants, il est
important que tu trouves un équilibre entre amant et
pourvoyeur. Selon moi, le simple fait de sortir de la maison
sans dire à personne où tu vas est étrange. Il n'y a rien de
mal à dire : « Je sors régler quelques affaires. Je serai de
retour dans quelques heures, ça se pourrait que j'aille à la
salle de sport par la même occasion. Je te tiens au courant ».
Tu ne fréquentes pas cette fille. Tu es son mari et le père de
ses enfants.

*« Est-ce que je devrais parler de ce livre à ma femme ? Elle
a déjà remarqué les changements dans mon comportement*

et elle devient suspicieuse. »

En d'autres termes, tu as peur que ta femme puisse penser que tu prépares un truc louche. Tu veux soulager son anxiété. Tu veux lui prouver que tes actions sont positives. Non, ne lui dis pas. Continue ton chemin. Tu ne fais rien de mal. Je répète : tu ne fais rien de mal. Cesse de rechercher l'approbation de maman et cesse de vouloir soigner ses tourments au sujet de quelque chose d'aussi idiot que : « Mon mari agit finalement comme un homme. Il y a quelque chose de louche. »

« Ma femme dit que je ne suis qu'un trou du cul depuis que j'ai lu ce livre. Notre vie sexuelle ne s'est pas améliorée du tout. L'autre jour, je m'apprêtais à sortir et elle m'a demandé où j'allais. J'ai simplement dit « Dehors ». Elle a bombardé mon téléphone de textos colériques. Je l'ai ignorée. Elle m'a demandé plus tard si j'étais fâché pour quelque chose. Je voulais lui dire : « Oui, je suis fâché parce que nous n'avons pas baisé depuis que notre fils de deux ans est né », mais je savais que c'était exactement la chose à ne pas faire. On a eu cette discussion 50 fois déjà. Ça ne résout rien. Je ne suis pas sûr de savoir quoi faire. Je lui ai simplement dit non, tout va bien. »

Je crois qu'en lui disant simplement : « Dehors », tu lui as semblé colérique. A raison. Tu es colérique. ELLE SAIT exactement ce qui te fâche (au moins en partie). Comment est-ce que je sais ce qu'elle sait ? Parce que tu es un homme et que tu as eu 50 fois déjà la discussion si redoutée. Cela t'a évidemment beaucoup affecté et tu lui fais savoir de manière très passive-agressive. Alors, soit tu passes au-dessus, tu laisses cela derrière toi et tu essaies de t'améliorer (en dépit de ses sentiments), soit tu lui dis simplement que tu n'es pas heureux à cause de la direction prise par cette relation, que tu essaies de digérer les choses et que tu souhaiterais être seul au lieu de te plaindre comme tu le fais d'habitude.

« Alors, je lis ton livre et j'étais prêt à faire des efforts pour devenir un homme meilleur, mais ma femme m'a surpris en me demandant si j'avais déjà pensé à ce que nous soyons un couple ouvert. Ça a été un choc si on peut dire. Qu'est-ce que tu penses des mariages ouverts ? Bonne idée ? Cela semble être une bonne solution à notre problème. »

Je crois que ta femme te trompe.

« Mon problème est que le livre part du principe qu'il y avait un moment, dans le passé de notre vie de couple, où la libido était intense. Ma vie de couple avec ma femme n'a jamais été très chaude. Je me suis toujours senti comme un pervers parce que je voulais faire des trucs sexy avec elle. Elle déteste tout à part le missionnaire dans le noir et j'ai cela une fois par mois si je suis chanceux. Après que notre enfant soit née, nous avons passé un an et demi sans baiser. J'ai bien peur que toutes les relations ne puissent pas être sauvées. »

Tu as tout à fait raison. Relis le chapitre 7.

« J'ai aimé le livre et je suis d'accord avec tout ce que tu

y dis, mais je ne pense pas que cela marchera avec ma femme. Ça va tellement mal que ce n'en est plus drôle. J'ai bien peur d'avoir entamé une liaison émotionnelle avec une autre femme et j'en suis au point où je m'en fous si ma femme le découvre. À quoi s'attendait-elle ? Ai-je tort d'avoir ces besoins ? »

Non, tu n'as pas tort d'avoir ces besoins. Tu n'as pas tort de désirer une autre femme. Tu as tort de ne pas agir de façon mature et de ne pas t'asseoir avec ta femme pour lui dire que c'est fini. À la place, tu prends le chemin des couillons et tu la trompes avec une autre femme. Tu ne veux pas bousculer le confort et la stabilité de ta vie familiale, tout en ayant du plaisir de temps à autre. Tu ne serais pas le premier homme de l'histoire à avoir une aventure et tu ne seras pas non plus le premier à voir sa vie partir en vrille quand ta femme le découvrira (et elle le découvrira).

« J'ai lu « Le remède contre la chambre morte » et j'ai été déçu. Ça parlait surtout d'aller à la salle de sport. Être un homme, c'est plus que des muscles. Tout le monde n'a pas vocation à devenir gros bras, petite cervelle. »

Je ne sais même plus combien de fois j'ai entendu ça. Ça continue de m'étonner. La salle de sport est littéralement l'étape 1 d'un processus qui en compte plusieurs, lesquelles sont décrites dans le livre. Pourquoi tant d'hommes arrêtent-ils là et referment le livre, dégoûtés ? Bien, ils se voient dans un miroir géant. Leurs failles leurs sautent droit aux yeux. Personne n'aime qu'on lui dise : « Tu as plein d'aspects négatifs et c'est de ta faute. » Personne n'aime qu'on lui dise : « Tu as beaucoup de travail à faire et cela pourrait consister à faire des trucs physiques que tu perçois comme inférieurs à ta dignité » Plusieurs types du genre à avoir un doctorat ou des diplômes de l'enseignement supérieur ne peuvent croire que leur épouse studieuse soit excitée par des muscles. Plusieurs de ces gars apprennent aussi à la dure que leurs multiples diplômes et leur splendide dissertation de doctorat ne font pas revoler la petite culotte de leur épouse. Plus tard, ils se retrouvent sens-dessus-dessous quand ils la surprennent avec le nettoyeur de piscine qui a du mal à aligner une phrase cohérente.

Ce livre ne concerne pas que la salle de sport. Ne sois pas ridicule. Tu as simplement peur de lire la vérité et tu as jeté le livre avec dédain.

« Mon mariage a commencé à battre de l'aile à cause de problèmes d'argent. J'ai perdu mon boulot et peu temps après, j'ai eu du mal à en trouver un autre. Nous avons dû vivre avec le salaire de ma femme pendant plus d'un an. Maintenant, je gagne plus d'argent qu'auparavant, mais on paie toujours des dettes. Notre vie sexuelle a pris le large sitôt après que j'aie perdu mon travail et ça n'est jamais revenu à la normale depuis. Je ne crois pas que me remettre en forme et être plus assertif améliorera ma situation. Je crois que mon problème est fréquent et je suis surpris qu'il ne soit pas mentionné dans ce livre. »

Ton mariage s'est brisé parce que la sécurité de ta femme a été menacée. Tu aurais pu obtenir le même résultat en ayant une aventure, en ayant une dépendance secrète à la drogue ou quelque chose d'autre qui dit à ta femme : « Désolé, tu n'as pas choisi le bon gars ». A la place, tu as perdu ton travail et tu n'en as pas retrouvé un immédiatement. Tu l'as placée dans le rôle de celle qui fait bouillir la marmite. Non, ce n'est pas une bonne recette pour le bonheur conjugal. Oui, l'argent est un énorme facteur de stress pour n'importe qui… mais tu n'imagines même pas le nombre de fois où j'ai entendu d'autres hommes me raconter des histoires similaires à la tienne… pour ensuite découvrir que leur femme avait une aventure torride avec un connard sans emploi.

C'est juste un petit élément de réflexion.

« Je suis perplexe au sujet des « tests de virilité ». Je trouve que ma femme est constamment irrespectueuse avec ses remarques. J'avais réussi jusqu'ici à les ignorer, mais hier, elle m'a dit qu'elle constate que je suis fâché et elle veut savoir pourquoi. »

La frontière est mince entre un « test de virilité » typique d'une épouse et des « comportements toxiques et irrespectueux que tu devrais souligner immédiatement ». Tout est une question de contexte.

Si tu t'apprêtes à aller à la salle de sport et que ta femme te dit : « Est-ce que tu DOIS y aller ? Tu ne veux pas rester ici à la place ? Tu vas toujours à la salle de sport. J'aurais aimé qu'on reste ensemble pour se blottir aujourd'hui », c'est un « test de virilité ». Elle voit à quel point tu es investi dans ta mission. Elle veut savoir de quoi tu es fait. Cela ne devrait pas te déranger. Cela devrait te démontrer que tu es sur la bonne voie. Elle t'aime.

Si ta femme te dit : « Je ne sais pas pourquoi tu vas à la salle de sport. Tu as la même apparence depuis toujours. Je ne sais pas qui tu essaies d'impressionner. Ce n'est pas comme si tu pourrais avoir belle allure sans ton chandail un de ces jours », elle est irrespectueuse. Bien sûr que cela devrait te déranger.

Voilà une phrase que j'essaie d'enseigner aux hommes quand leur femme est irrespectueuse et toxique : « OK, pourquoi dirais-tu cela ? Ça ne me viendrait même pas à l'idée de te dire la même chose. C'est extrêmement irrespectueux et je m'attends à beaucoup mieux de toi. Est-ce que je me fais comprendre ? »

Ce n'est pas dépendant. Ce n'est pas féminin. Ce n'est pas faible. C'est être un homme fort qui n'a pas peur de souligner les mauvais comportements quand il les voit. Il peut gérer les scènes qui suivront.

Quelques histoires de mes lecteurs

J'ai pensé que je pourrais vous raconter quelques histoires de mes lecteurs de la première édition de « Le remède contre la chambre morte ». Voulez-vous partager votre propre histoire ? N'hésitez pas à m'envoyer un message à dso@dad-startingover.com. Je fais de mon mieux pour lire et répondre à chaque courriel.

DSO,

OK, ce livre ressemblait tellement à mon histoire que j'ai pensé que tu m'espionnais. Ce qui m'a saisi, c'est la partie dans laquelle tu parles des hommes qui découvrent que leur femme asexuelle était vraiment chaude dans le passé. C'était totalement mon histoire. Après que nous ayons eu notre enfant, ma femme s'est refermée complètement. Au début, on ne pouvait que se satisfaire à la main l'un l'autre (elle avait encore des douleurs dues à la naissance) … ensuite, on ne faisait que se coller et s'embrasser… ensuite, on ne faisait que se coller… ensuite, on ne se tenait que par la main. Après que j'ai littéralement pleuré sous ses yeux concernant notre manque de vie sexuelle (WOW, j'étais vraiment une femmelette), elle m'a dit qu'elle pensait être asexuelle. Elle a littéralement dit qu'elle n'avait plus de libido, qu'elle n'en avait jamais eu. Elle a dit que le sexe n'avait jamais été important pour elle. Je lui ai demandé si cela voulait dire qu'elle avait fait semblant au cours des premières années de notre vie de couple parce qu'elle avait l'air de s'amuser beaucoup à l'époque. Elle a dit que oui, qu'elle pensait que oui. Elle n'était pas sûre. Cela m'a toujours laissé perplexe. Comment peux-tu ne pas savoir si tu apprécies le sexe ?? ça me semble pourtant être quelque chose de clair et net.

Quelque chose au fond de moi m'a dit que le commentaire de ma femme à propos de son asexualité était étrange et pas net. Je sais qu'elle était chaude auparavant. Je sais qu'elle a été en couple avant moi. Je me suis souvenu que tu disais quelque chose à propos des femmes qui avaient des aventures comme étant fréquent, alors j'ai commencé à l'espionner (pas mon moment le plus glorieux). Je n'ai pas trouvé de signe d'aventure, mais j'ai trouvé une conversation avec une de ses amies qui m'a laissé bouche bée. Elle avouait à son amie qu'elle était très « exploratrice » dans sa vingtaine et qu'elle avait participé à deux ménages à trois. Elle disait qu'elle avait aimé chaque minute de ces expériences. Elle a raconté à son amie tous les détails coquins. C'était comme lire un roman érotique. Elle a ensuite dit un truc qui m'a frappé. « J'ai oublié ce que cela fait d'être désirée et sexy. Je ne me sens plus comme une femme à présent. » WOW. Aucune mention de moi à son amie. Son amie n'a même pas demandé. C'était comme si je n'existais pas. Je l'ai suppliée de baiser pendant des ANNÉES. J'étais détruit. J'étais au plus bas. Comme le livre le disait, elle voulait baiser, mais pas avec moi.

J'ai vu ton livre sur mon fil Instagram. Je l'ai acheté et lu la même journée. Ça m'a frappé si fort que j'ai juré ici et maintenant de me transformer complètement. Si mon « asexuelle » d'épouse ne voulait pas de moi, alors ainsi soit-il. J'ai seulement 38 ans, je suis donc littéralement à l'apogée de ma vie. Je n'allais pas continuer à vivre comme cela. Je regarderais de l'avant vers ma nouvelle vie sans elle.

J'ai perdu 30 livres en 4 mois. J'ai renouvelé complètement
ma garde-robe. J'ai commencé à être le «leader» au bureau
et à la maison. J'ai cessé de demander de baiser. J'étais toujours amoureux et doux avec ma femme quand elle le méritait
sans rien demander de plus. Jamais. Je pouvais constater
que ma femme était curieuse. Ce fut après trois mois qu'elle
a commencé à flirter et à vouloir être sexy avec moi. C'est
quand elle a commencé à me demander si j'étais heureux
avec elle. Je lui ai simplement dit que ça laissait à désirer !
J'ai essayé d'éviter la conversation. Je me suis débrouillé pour
m'occuper et je suis sorti de la maison. Je passais des heures
chez un de mes amis pour l'aider à monter sa menuiserie
dans son sous-sol. On prenait une bière et on discutait en
travaillant. C'était plaisant. Quand je n'étais pas avec mon
ami, j'étais à la salle de sport. Quand j'étais à la maison, je
faisais ma part pour aider, nettoyer et prendre soin des enfants. Je ne faisais jamais d'avance à ma femme. Jamais.

Un mois après notre discussion, ma femme m'a envoyé
un lien vers une vidéo Pornhub. Elle m'a demandé si l'on
pouvait essayer le truc de la vidéo. J'en suis resté bouche
bée. J'ai cru que c'était une blague au début. J'étais un peu
fâché en vrai. Je voulais lui répondre : «Tu n'étais pas ASEX-
UELLE ?!» Je n'ai pas répondu immédiatement. J'ai décidé
d'amener les choses dans une autre direction. J'ai joué le rôle
du dominant et lui ai dit que j'attendais qu'elle soit complètement nue et penchée sur le lit quand j'arriverais à la
maison. Et devine quoi… elle l'était ! De toutes nos années
ensemble, ce fut la meilleure baise que l'on a jamais eue.

Ma femme me teste sans arrêt maintenant. Je les passe habituellement. C'est probablement la partie que je hais le plus de ces changements. Testé constamment. Mais elle n'a jamais été aussi heureuse. On baise au moins 3 fois par semaine maintenant. Le plus drôle dans tout ça, c'est que nos baises sont maintenant vraiment dominant/soumise et que je lui dis quoi faire, elle accepte et on utilise plein d'accessoires. On a même adopté le schéma dominant/soumise en dehors de la chambre à coucher. C'est quelque chose que l'on apprécie tous les deux et qui nous a appris beaucoup. C'est fantastique.

Merci beaucoup d'avoir écrit ce livre. Tu as littéralement sauvé mon mariage et offert la meilleure vie sexuelle que je puisse imaginer.

R.

DSO,

Je voulais simplement t'envoyer ce courriel pour te remercier d'avoir mis sur pied cette aide pour les hommes qui traversent une passe difficile dans leur mariage.

J'ai fait ce que tu as dit à la lettre et cela m'a aidé plus que n'importe quelle séance de thérapie.

Effectivement, ma femme et moi sommes beaucoup plus intimes et coquins, ce qui était mon véritable but. J'ai trouvé que la partie difficile était de ne pas retomber dans le même état d'esprit qu'auparavant (c'est là que j'ai merdé) et redevenir complaisant.

Merci pour l'aide mon pote. Santé et continue à produire du bon contenu.

D.

DSO,

Ma femme et moi avons été en thérapie de couple depuis un an. C'était mon idée. J'en avais assez de ne recevoir aucun amour et aucune affection de sa part. Aucun sexe. L'avantage d'aller voir une thérapeute est que ça nous a vraiment ouvert et fait parler de tout. On se sent tous les deux mieux et plus proches après les séances. On se soutient davantage l'un l'autre. Chaque fois que nous allons chez la thérapeute, elle nous demande comment cela va dans la chambre à coucher. Ma femme refuse de dire quoi que ce soit à ce sujet à part qu'elle ne sent pas prête… et j'en arrive à occuper toute la séance en disant à quel point cela me blesse. La thérapeute était d'accord avec moi sur le fait que couper la vie sexuelle était une façon passive agressive de gérer le ressentiment qu'elle a à mon égard. Elle a admis qu'elle avait du ressenti-ment à mon égard, mais elle ne veut pas baiser. Alors on est en pause.

J'ai vu ton livre sur Facebook et je l'ai acheté. Tout avait tell-ement de sens. Ça a finalement fait tilt. Je suis retourné chez la thérapeute avec elle et j'ai dit que j'en avais assez de parler et que j'allais travailler sur moi au lieu de NOUS désormais. La thérapeute a aimé mon idée et ma « nouvelle énergie », mais pas mon épouse. Elle avait encore plus de ressentiment et cela semblait nous éloigner encore plus.

Je me suis dit que j'allais me donner trois mois pour appliquer ton plan. Je suis allé voir un avocat pour parler de divorce. Au cours du deuxième mois, ma femme est venue me rejoindre dans la douche un matin et m'a fait l'amour oral. Elle n'avait pas fait cela depuis le temps où l'on se fréquentait. Je ne pouvais pas y croire. Le même soir, elle a mis les enfants au lit et m'a ensuite dit de venir la rejoindre dans la chambre pour une surprise. J'étais ébahi. Ma première pensée fut que je devais vraiment offrir une bière à DSO !

J'ai demandé à ma femme ce qui me valait ce changement soudain. Elle a dit qu'elle sentait maintenant que tout ne tournait pas autour du sexe, mais plutôt autour de notre mariage et du fait de devenir un meilleur couple. J'étais en état de choc. J'étais en fait plus égoïste que je ne l'avais jamais été auparavant et elle l'a perçu comme étant moi qui travaillais sur nous. Wow, je ne comprendrai jamais les femmes.

Merci pour tout ce que tu fais. Tu as sauvé mon mariage. Réunissons-nous pour cette bière !

J.

DSO,

Pour faire court, j'ai été l'exemple parfait du chic type envers ma femme pendant 10 ans. Les cinq dernières années, je dirais que l'on a baisé 5 fois au total. Elle était évidemment complètement froide à mon égard tout en jurant que ce n'était pas de ma faute si elle ne voulait pas baiser.

J'ai lu ton livre, j'ai cessé de faire les erreurs, et le mois dernier, j'ai baisé plus qu'au cours des 5 dernières années. Je le jure devant Dieu.

J'étais vraiment en colère au début. Elle m'a dit que je devais être gentil et suivre la règle de « femme heureuse, vie heureuse » alors qu'elle haïssait secrètement cela. Dès que j'ai commencé à avoir une colonne vertébrale, elle a soudainement commencé à m'aimer.

à nouveau. Je ne suis pas sûr de savoir pourquoi elle ne m'a pas simplement dit ce qu'elle voulait, mais je sais aussi que ce n'est pas un homme, alors elle ne fera pas cela. Elle va me tester à la place.

J'espère que tout continuera d'évoluer dans cette même direction. Après avoir vécu comme cela, je ne peux retourner à l'ancien moi à nouveau.

Merci d'avoir écrit ce livre, que j'ai découvert via mon fil d'actualité Facebook.

L.

DSO,

Mon histoire n'est probablement pas comme les autres.

J'étais dans un mariage sans sexe pendant des années. J'ai lu ton livre et c'était droit dans le mille. Je faisais tout de travers. Tu m'as aussi fait réaliser que mon instinct avait sûrement été bon tout ce temps et que ma femme me trompait. Il semblerait qu'elle voyait au moins deux gars, mais c'était sûrement plus. On a divorcé et elle m'a presque tout pris. J'ai la garde partagée moitié/moitié de mes enfants alors tout n'est pas perdu.

Il y a de bonnes nouvelles cependant. J'ai commencé à sortir avec des filles en utilisant ce que j'ai appris du livre et la vie sexuelle est folle. La fille que je vois actuellement m'a dit qu'elle était heureuse que je sois un vrai homme qui peut prendre une décision. Elle dit que tous les hommes qu'elle a fréquentés agissaient comme des filles. Je n'ai pas pu m'empêcher de rire. J'étais un de ces types naguère.

Merci pour tous tes durs efforts.

F.

DSO,

J'ai pensé que tu pourrais aimer cette histoire. Après notre dernière séance de « coaching », j'ai fait ce que tu m'as dit et j'ai décidé de ne pas avoir peur de parler et de flirter avec d'autres femmes délicatement devant mon épouse. Comme tu le sais bien, à cause des moments dramatiques que nous avons eus plus tôt dans notre mariage, c'était quelque chose qui m'avait toujours fait peur.

On a fait la fête de Noël des employés de la compagnie pour laquelle je travaille le mois passé. Il y a cette gérante de la compagnie, célibataire et très séduisante, qui était particulièrement amicale avec moi. Elle a environ 10 ans de plus que moi mais pourrait facilement passer pour plus jeune. Tout simplement ravissante. Tous les gars au bureau parlent d'elle. Elle est divorcée. Ma femme a dit auparavant qu'elle ne l'aimait pas, ce qui est une façon de masquer sa jalousie.

Comme tu le sais, notre vie sexuelle s'est améliorée énormément depuis que je mets en pratique les trucs que j'ai appris de toi et du livre. Je veux toujours cette folle vie sexuelle que nous avions avant d'avoir des enfants. On est proche, mais ma femme semble toujours se retenir et ne pas vouloir libérer son côté « foufou ».

Nous sommes donc allés à la fête et la belle gérante était là. Après quelques verres ce soir-là, elle ne voulait pas me laisser seul. Elle se tenait littéralement à moi toute la nuit. Mes collègues trouvaient que c'était le truc le plus drôle qu'ils avaient jamais vu. Ma femme n'était pas de cet avis ! Elle n'a pas fait de scène, mais tu pouvais voir qu'elle était de mauvaise humeur toute la soirée. Sur le chemin du retour, elle a dit : « Ton amie semble t'aimer énormément. » J'ai simplement souri et dit : « Bon, je ne vais quand même pas lui en vouloir » Ce n'était PAS quelque chose que je dirais normalement. L'ancien moi aurait dit qu'elle est laide, qu'elle n'est rien pour moi, que je n'ai d'yeux que pour ma femme, qu'elle est folle d'être ne serait-ce qu'un peu jalouse…

Je vais t'épargner les détails coquins, mais nous avons eu la meilleure baise de toute notre vie de couple ce soir-là. Je n'arrive toujours pas à réaliser les choses que ma femme voulait et était capable de faire. IN-CROY-ABLE.

Merci, DSO ! Je suis heureux d'avoir trouvé ton livre et d'avoir eu l'aide que j'ai eue de ta part.

Q.

DSO,

Merci mille fois d'avoir écrit « Le remède contre la chambre morte. C'est exactement le livre dont mon mariage avait besoin. Ma femme l'a découvert sur mon iPad et a vraiment été frustrée. Elle a pleuré et dit qu'elle se sentait horrible de ne pas vouloir baiser et qu'elle souhaitait le vouloir. Je lui ai juste dit que je comprenais son point de vue et que j'avais cessé de lui mettre la pression pour qu'elle fasse quelque chose qu'elle ne voulait pas. J'ai dit que je faisais ces efforts pour moi, pas pour nous. Elle était en colère après cela (elle a dit que ça sonnait comme si je voulais divorcer) et ne m'a pas parlé du reste de la semaine. J'étais vraiment sur le point de divorcer à ce moment-là. J'ai consulté un avocat pour voir ce que cela me coûterait. Disons simplement que ce n'était pas bon et que j'ai décidé de donner une autre chance à mon mariage. LOL.

Ill a fallu environ 3 mois avant que ma femme ne se réveille un matin en pleurant et en disant qu'elle se sentait mal à cause de la façon dont elle m'avait traité, et qu'elle voyait à quel point j'avais travaillé sur moi-même et notre mariage. Elle a essayé de me faire l'amour oral et j'ai dû mobiliser beaucoup d'énergie pour la stopper. Je lui ai dit que je ne voulais pas de « sexe de pitié » avec une femme qui pleure, que je voulais une épouse qui me VOULAIT réellement et que j'espérais que ce soit elle. Elle a pleuré en me suppliant de ne pas divorcer. Elle a dit que si je ne voulais pas baiser, alors elle ne savait plus quoi faire. Je lui ai dit qu'elle devrait peut-être faire les mêmes efforts que moi sur elle et notre mariage. Elle a dit que j'avais raison et qu'elle allait le faire.

Elle a tenu sa promesse. Elle s'est inscrite à la même salle de sport que moi. Elle a cessé de manger de la malbouffe. Elle s'habille de manière plus sexy. Elle a perdu 49 livres. Elle est plus heureuse à la maison. Elle me traite avec amour au lieu de me traiter comme un enfant ennuyeux. Pour la première fois de notre mariage, je me sens comme si elle me courait après et qu'elle essayait de m'impressionner au lieu de l'inverse.

Nous avons recommencé à baiser et c'est fantastique. En ce moment, je n'ai pas du tout à me plaindre de mon mariage.

Merci encore d'avoir écrit ce livre !

E.

Depuis Facebook — Groupe privé pour hommes dans une chambre morte

J'ai pensé que je publierais un commentaire ce soir, car

quelque chose qui a été dit m'a particulièrement marqué, j'y reviendrai.

Hier soir, nous regardions la télévision et elle s'endormait. Il devait être environ 0 h 30 et elle a dit qu'elle allait se coucher. Alors j'ai dit que oui, moi aussi. Je dois me lever tôt demain (je vais à la salle de sport de bonne heure, parce que ça a fini par rouvrir). On se met au lit et on discute un moment pendant qu'elle somnole. Elle dit finalement : « Je vais m'endormir à moins que tu me tiennes éveillée ». J'ai répondu : « Comment vais-je te tenir éveillée ? » (même si je savais à quoi elle voulait en venir) et elle a dit : « Oh, je ne sais pas… » alors j'ai simplement dit : « Ouais, moi aussi. Je vais me coucher aussi. Je dois me lever tôt. » J'aurais probablement pu prendre les devants parce qu'elle me donnait le feu vert, mais je savais que ça n'en valait pas la peine parce qu'elle était fatiguée et un peu absente mentalement.

Alors on passe à aujourd'hui. Elle a fait plusieurs commentaires sexuels à mon égard et m'a dit à quel point elle voulait la nuit dernière, mais qu'elle était simplement trop fatiguée ! Ensuite, elle a dit qu'elle était bien reposée pour cette nuit. Alors évidemment, je me la suis coulé douce toute la journée et j'ai agi comme si de tout cela ne m'atteignait.

Plus tard en soirée, elle a commencé à boire du vin. Nous avons décidé de sortir à la pizzeria du coin pour souper. Les mômes ne voulaient pas lâcher leur Xbox pour venir avec nous, alors nous y sommes allés tous les deux. Réfère-toi au début de mon commentaire quand j'ai dit qu'il y avait un truc qui m'avait marqué. Et bien, en route pour aller souper

elle dit : « Tu sais, je crois que j'avais vraiment besoin que
tu sois plus mon amant pour m'exciter et c'est ce que tu fais
ces derniers temps » et juste après, elle prend ma fermeture
éclair, ouvre mon pantalon et commence à me faire une
fellation dans la voiture. Putain de merde. LOL. Elle n'avait
jamais fait cela, pas une seule fois. Ensuite, durant le souper,
tout ce dont elle parle, c'est de baiser. Je ne cesse de me
demander qui diable a échangé ma femme LOL. Alors, nous
rentrons à la maison, elle amène la nourriture des enfants
à l'étage, elle redescend, arrache mon pantalon et recom-
mence à me sucer. Aussitôt dit, aussitôt fait, nous sommes à
l'étage dans notre chambre et le reste… Elle dort comme un
bébé en ce moment lol.

À ce stade, je ne suis même pas sûr de ce que j'ai fait à part
avoir simplement suivi ce que le livre disait de faire, de ma
propre façon, et ça a marché comme un putain de miracle.
Cela fait plusieurs week-ends de folie d'affilée. Désolé pour
le commentaire, je voulais donner des nouvelles et, j'espère,
quelques encouragements à tout le monde afin de garder le
cap, parce que ce truc fonctionne.

M.

Je suis vraiment reconnaissant envers le livre de DSO qui
est aléatoirement apparu sur mon fil d'actualité FB un jour.
Sans ça, je ne crois pas que je serais toujours marié depuis
18 ans. J'aime ma femme, mais j'étais tellement frustré de
mon mariage et du manque d'intimité. Me sentir rejeté et
pas aimé et surtout, incapable de comprendre pourquoi.
C'était la clé. Son livre m'a donné des raisons simples et

compréhensibles et des réponses claires quant à la raison pour laquelle les choses n'allaient pas bien dans mon mariage. Je suis un chic type typique, alors j'avais besoin qu'on me parle directement et je n'arrive pas à dire à quel point ce livre facile à lire a été beaucoup plus efficace que les centaines d'heures que j'ai passées en thérapie (de couple et individuelle) depuis des années, sans mentionner les milliers de dollars que j'ai économisés. Ce livre a fait de moi un homme meilleur et a rendu mon mariage bien plus plaisant, appréciable et sexuellement satisfaisant… POUR NOUS DEUX ! Elle est plus aimante, joueuse, reconnaissante, favorable, affectueuse, son humeur est bien meilleure, son attitude envers moi est positive et affirmative et c'est parce que je suis un homme meilleur. Mon seul regret est de ne pas l'avoir lu 10 ans plus tôt quand l'état de mon mariage a commencé à changer. Je vais toujours me sentir redevable envers lui pour l'influence qu'il a eue sur moi et pour avoir rendu possible la vie que je voulais avoir avec ma femme et mes enfants.

J.

Je me sentais perdu et je croyais avoir tout essayé. Je crois avoir googlé quelque chose comme « chambre morte » et cela m'a conduit au livre. J'ai lu les critiques et j'ai ressenti une vive impatience. J'ai appliqué les principes et je peux honnêtement dire que j'ai commencé instantanément à voir des succès. Cela fait quelques mois que nous sommes post CM et je peux dire sans aucun doute que nous sommes plus heureux que nous ne l'avons jamais été. Je suis plus fort, plus confiant et généralement satisfait. Le groupe privé et la fraternité n'ont pas de prix et sont une source sans fin de support et d'information.

N.

J'ai une relation d'amour/haine avec « Le remède contre la chambre morte. Je l'aime parce qu'il a changé la façon dont je regarde ma relation. Je le hais parce que c'était un coup de pied dans les couilles qui m'a fait admettre mes erreurs.

Mon comportement envers elle a changé et le sien envers moi également.

J'ai réalisé les changements et j'ai constaté que bien que la chambre semblait morte, elle était plutôt sur le respirateur artificiel avec des signes qu'elle va s'en sortir grâce à ce que j'ai appris.

J'ai réussi la plupart de ses tests de virilité, j'ai souligné les fois où elle me rejetait avec humour, remarqué davantage ce qui avait besoin d'être fait avant qu'elle ne le mentionne, et ce, sans attendre de compliments.

On se prend la tête avec le leadership quoiqu'elle acquiesce davantage (sur des petites choses).

Elle se promène nue dans la maison beaucoup plus souvent depuis que je l'ai faite descendre de son piédestal et que je la traite comme une personne.

Je sais que ce sera un long chemin, mais grâce à « Le remède contre la chambre morte » ce sera une route plus douce.

J.

Je voulais simplement exprimer ma gratitude envers DSO pour m'avoir présenté « Le remède contre la chambre morte » et m'avoir présenté à la communauté de chics types en réadaptation. Sans parler de l'ouverture vers d'autres livres comme No More Mr. Nice Guy. La façon dont ils ont changé ma vie au cours des trois derniers mois est vraiment incroyable. Ça n'a pas que changé ma vie sexuelle avec ma femme, mais également mon bonheur au quotidien et mon assurance au travail.

Je suis reconnaissant pour toutes les dures vérités et le retour à la réalité. D'une certaine manière, le simple fait d'être membre de la fraternité DSO (je le suis depuis des mois maintenant) me semble être une bien maigre contribution. Fais-moi savoir s'il y a quoi que ce soit que je puisse faire pour t'aider.

A.

Le style littéraire qui va droit au but de DSO est le coup de pied au CUL dont les hommes ont besoin !

On ment aux hommes et on les maintient dans l'ignorance quant aux façons de garder en vie une relation intime. La société leur dit de donner à leur femme tout ce qu'elle veut, de se soumettre à ses demandes, de résoudre tout ses problèmes et d'adopter des comportements féminins.

DSO déconstruit plusieurs générations de mythes et de mensonges progressistes et réaligne le lecteur avec le côté animal, les impulsions primaires et les façons dont elles s'appliquent dans un mariage du 21e siècle ou dans une relation de couple.

Ma chambre n'était pas morte, mais elle ne s'en allait pas dans la bonne direction. J'étais passif, agréable et dépendant. Mon travail exigeant et le stress de la vie nous avaient abattus tous les deux. Je la laissais nous diriger.

J'ai lu le livre et j'ai eu des résultats excellents en deux semaines. Deux mois après, je baisais autant que dans ma jeune vingtaine. De tous les livres que j'ai lus depuis une décennie, c'est celui qui a eu le plus d'impact. Tous les hommes qui cherchent à drastiquement améliorer non seulement leur chambre à coucher, mais aussi leur mariage, doivent absolument lire ce livre.

Merci DSO !

J.

Je ne me souviens pas du jour où je suis tombé sur le groupe de discussion privé pour hommes dans une chambre morte. J'ai rejoint le groupe et lu les commentaires de tout le monde pendant un mois. Ma femme et moi nous nous chicanions comme jamais depuis un mois. Je l'insultais et lui criais après tout le temps. Elle était prête à me quitter et j'étais prêt à la quitter.

J'ai commandé le livre et je l'ai lu en une nuit et cela m'a vraiment ouvert les yeux. Le livre m'a fait réaliser à quel point j'étais devenu un mauvais mari et un mauvais amant, et que je ne devais pas m'étonner que mon épouse ne veuille plus faire l'amour avec moi. J'ai réalisé que j'avais besoin de me réparer, alors j'ai commencé à marcher 6 km chaque matin pour me clarifier l'esprit quand je me levais. Je suis passé à 10 km le matin pour me pousser davantage et j'ai ajouté une autre marche 3-5 km dans l'après-midi. (Il faisait environ 30-35 degrés Celsius durant mes promenades alors ce n'était pas des petites balades tranquilles pour ainsi dire.) Ensuite, je m'entraînais pendant 30 à 45 minutes. Plus tard dans l'après-midi, je commençais des travaux dans la maison et je les finissais, jardinage, faire un terrain de basket-ball avec les enfants, repeindre la maison, j'ai suivi des cours en ligne sur la gestion de la colère, j'ai lu des livres d'aides en soirée. J'ai parlé à un thérapeute une fois par semaine et je me suis défoulé avec lui, plutôt que sur ma femme.

J'ai 43 ans, je n'ai jamais fait de marche, suivi d'entraînement ou pris soin de moi. J'ai maintenant modifié ma diète pour avoir les abdos que j'ai toujours voulus. Je me fais bronzer une heure par jour et la marche aide aussi pour mon teint. Cela fait seulement 2 semaines, mais je suis une personne tellement différente, je parle calmement aux enfants et à ma femme et quand on est en désaccord, je dis simplement mon point de vue et voilà, je n'argumente plus. Mes enfants ont commencé à venir avec moi lors de ma marche quotidienne, ils apprécient leur nouveau Papa et ma confiance en

moi est bien meilleure. Ma femme me respecte beaucoup
plus et a initié une relation sexuelle après un massage, chose
qu'elle n'avait jamais faite ! Cela fait seulement 2 semaines
d'efforts intenses et de dur labeur, mais je vois du progrès et,
oui, il me faudra des mois pour avoir des abdos et ma pleine
estime de moi. Avec un peu de chance, d'ici là, ma femme
va me sauter dessus et la passion sera rallumée. Sinon, au
moins je lui aurai donné la meilleure version de moi et je
serai capable de continuer de l'avant.

Merci DSO de m'avoir ouvert les yeux et de m'avoir aidé
avec ce premier pas de géant.

M.

Faites-moi savoir ce que vous pensez.

Envoyez-moi un courriel à dso@dadstartingover.com. J'aimerais entendre vos impressions sur ce livre, bonnes et mauvaises.

MERCI d'avoir lu. J'espère que ça t'a redonné de l'espoir et de la force pour te mettre sur le bon chemin afin de devenir un gars génial... et de voir plus de culs qu'un siège de toilette.

Rock on, mon frère.

D.S.O.
www.dadstartingover.com

Join The DSO Fraternity!

For $14.99 per month, or $149 per year, you will get DSO Fraternity member only articles and audio, live Zoom meetings with DSO, our coaches, and fellow members, access to Private Facebook groups, and access to all current and future books by DSO in PDF and Audiobook format. You also get discounts on coaching. A portion of your monthly fee goes to support The Movember Foundation to help fight prostate cancer, testicular cancer and mental health issues for men. Join other men on their journey to being better men!
(NOTE: The DSO Fraternity website, articles, meetings, and Facebook groups are all in English)

dadstartingover.com/join